PONTOS
Eróticos

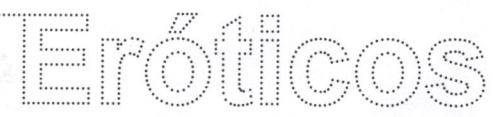

**Ligue os Pontos para Produzir
60 Fotos Sensuais e Excitantes**

Carlton Books

PONTOS
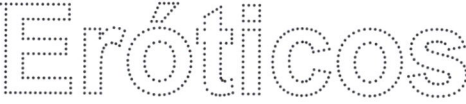

**Ligue os Pontos para Produzir
60 Fotos Sensuais e Excitantes**

Tradução:
Arlete Genari

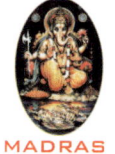

Publicado originalmente em inglês sob o título *Erotic Dots* por Carlton Books.
© 2017, Texto e imagens de Carlton Publishing Group 1999.
Direitos de edição e tradução para o Brasil.
Todos os direitos reservados.
Tradução autorizada do inglês.
© 2017, Madras Editora Ltda.

Editor:
Wagner Veneziani Costa

Produção e Capa:
Equipe Técnica Madras

Tradução:
Arlete Genari

Revisão da Tradução:
Barbara Veneziani

Fotos:
John Mason

Revisão:
Arlete Genari

Dados Internacionais de Catalogação na Publicação (CIP)
(Câmara Brasileira do Livro, SP, Brasil)

Pontos eróticos : ligue os pontos para produzir 60 fotos sensuais e excitantes /
[Carlton Books ; tradução Arlete Genari]. -- São Paulo : Madras, 2017.
Título original: Erotic dots.
ISBN: 978-85-370-1099-0
1. Erotismo 2. Jogos 3. Prazer 4. Sexo 17-07707 CDD-613.96

Índices para catálogo sistemático:
1. Ponto a Ponto : Práticas sexuais 613.96

É proibida a reprodução total ou parcial desta obra, de qualquer forma ou por
qualquer meio eletrônico, mecânico, inclusive por meio de processos xerográficos,
incluindo ainda o uso da internet, sem a permissão expressa da Madras Editora,
na pessoa de seu editor (Lei nº 9.610, de 19/2/1998).

Todos os direitos desta edição, em língua portuguesa, reservados pela

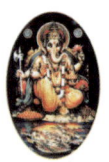

MADRAS EDITORA LTDA.
Rua Paulo Gonçalves, 88 – Santana
CEP: 02403-020 – São Paulo/SP
Caixa Postal: 12183 – CEP: 02013-970
Tel.: (11) 2281-5555 – Fax: (11) 2959-3090
www.madras.com.br

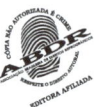

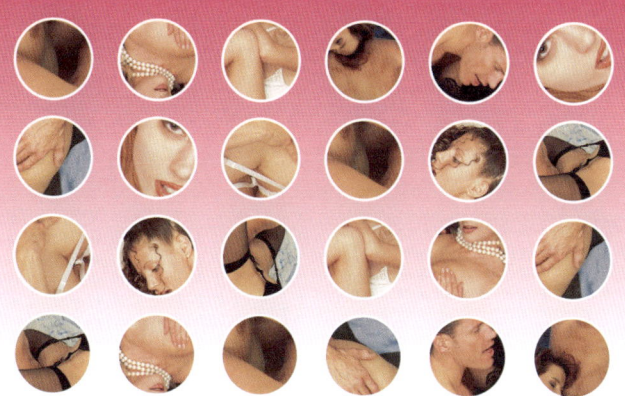

INTRODUÇÃO

Você precisa de algum entretenimento atrevido para lhe dar uma animada, um *up*? *Pontos Eróticos* irá lhe fornecer o máximo em diversão e emoção – ou, pelo menos, colocará um sorriso em seu rosto.

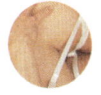   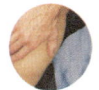

Arme-se com uma caneta, e essas imagens *sexy* pontilhadas estarão à mercê de sua técnica artística. Junte os pontos com movimentos suaves ou traços rápidos e veja as posições excitantes tomarem forma.

Então 1, 2, 3 e vá em frente ....

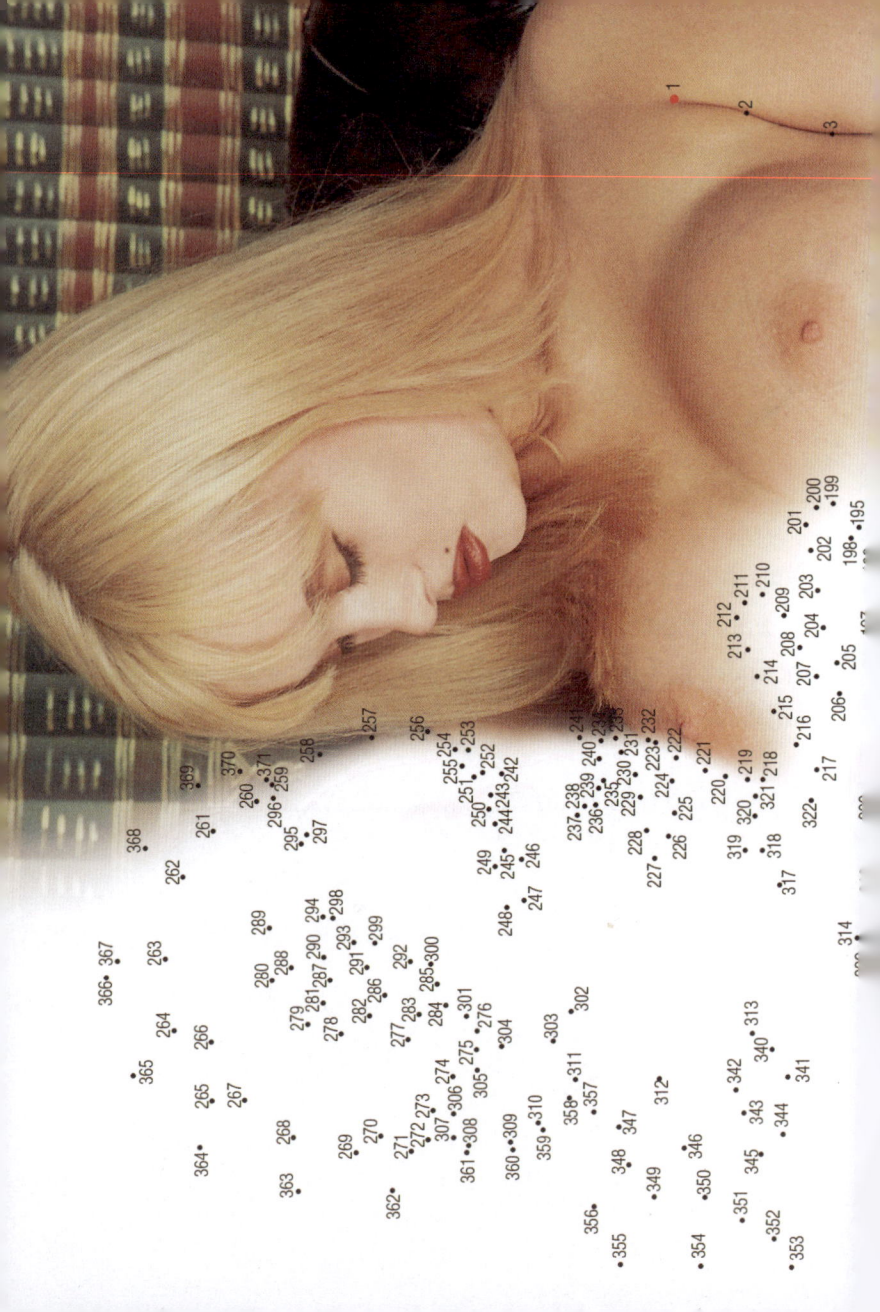

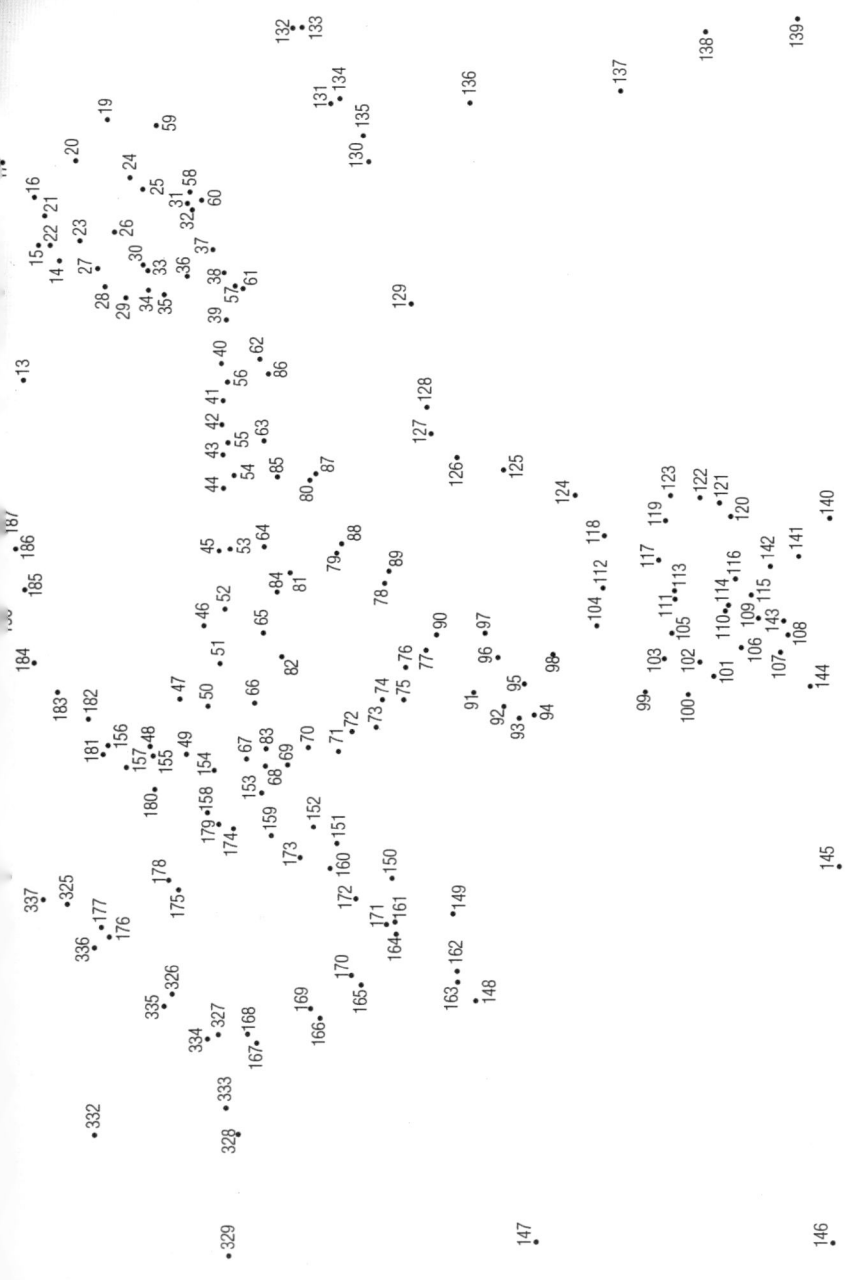

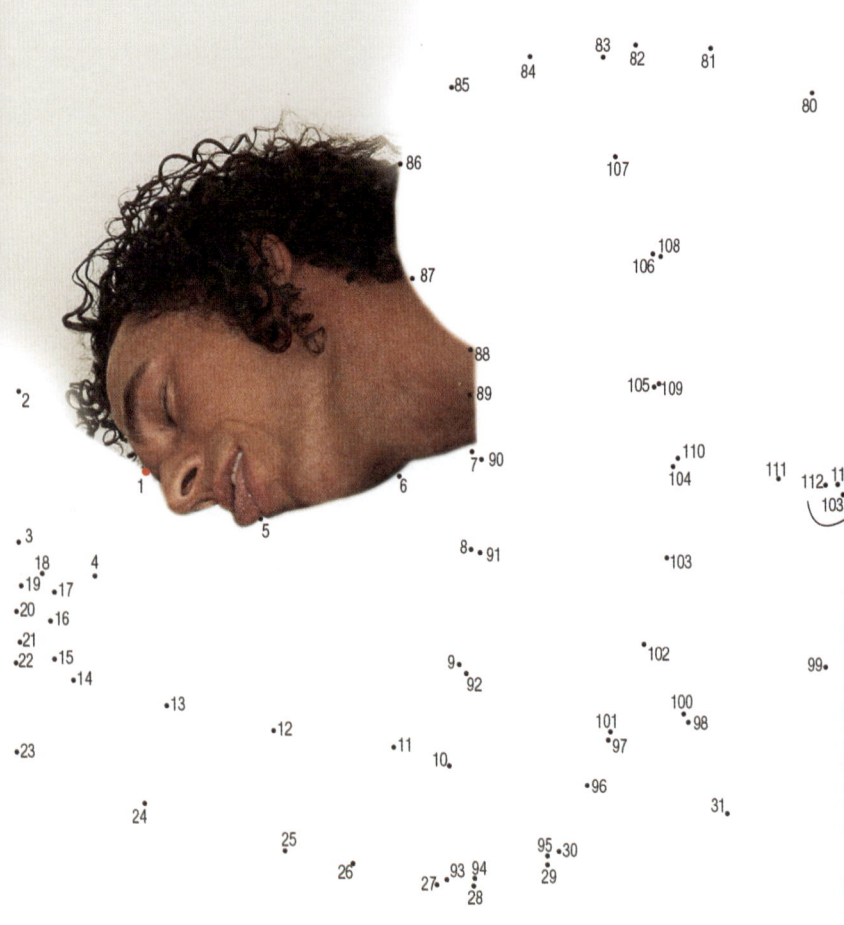

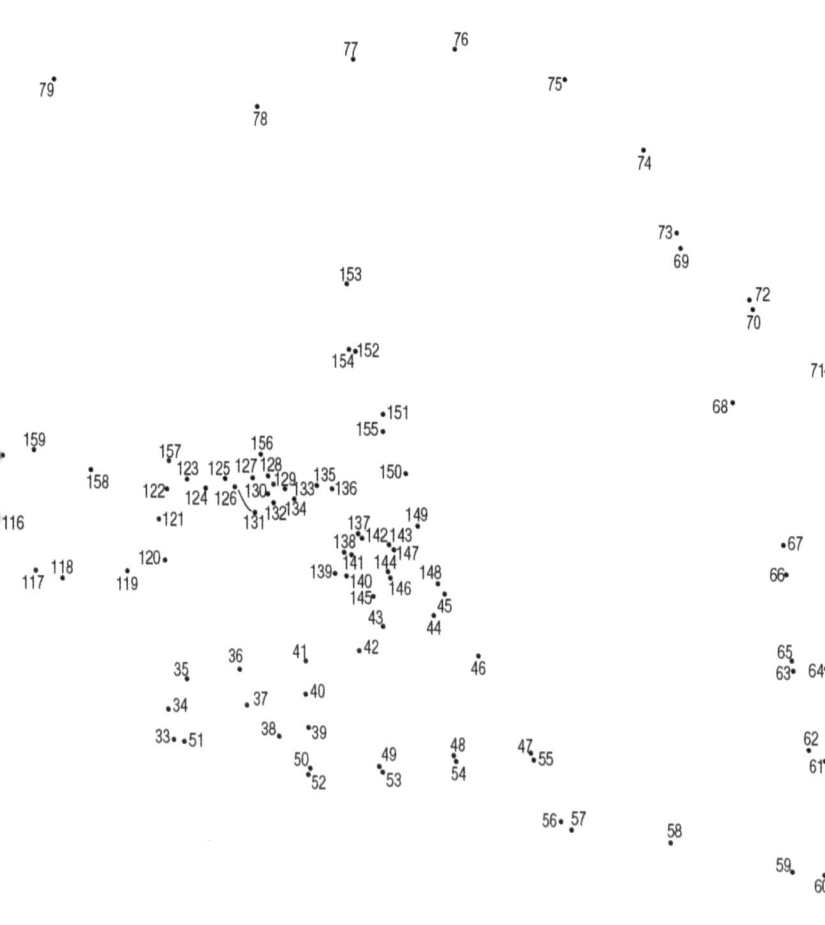

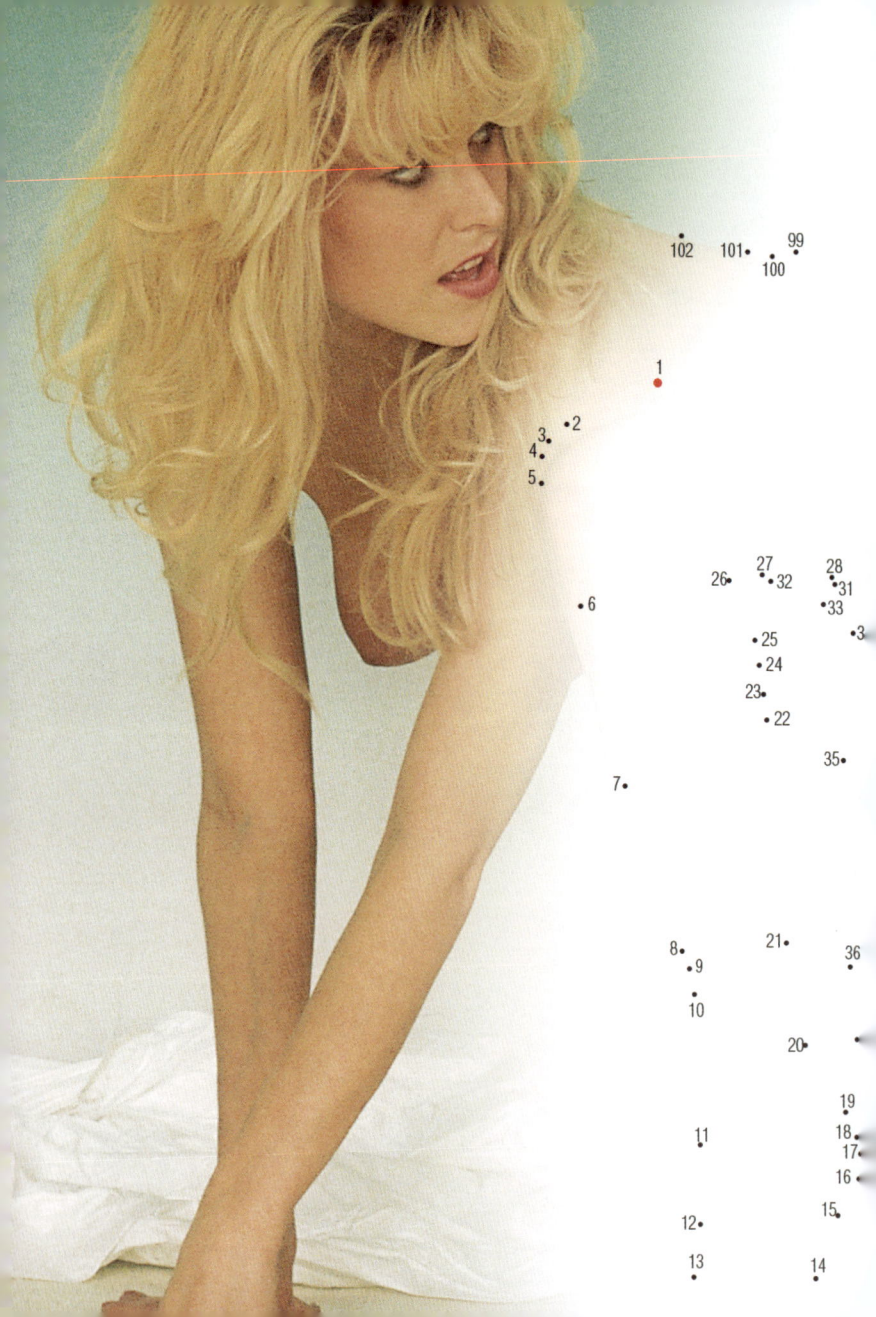

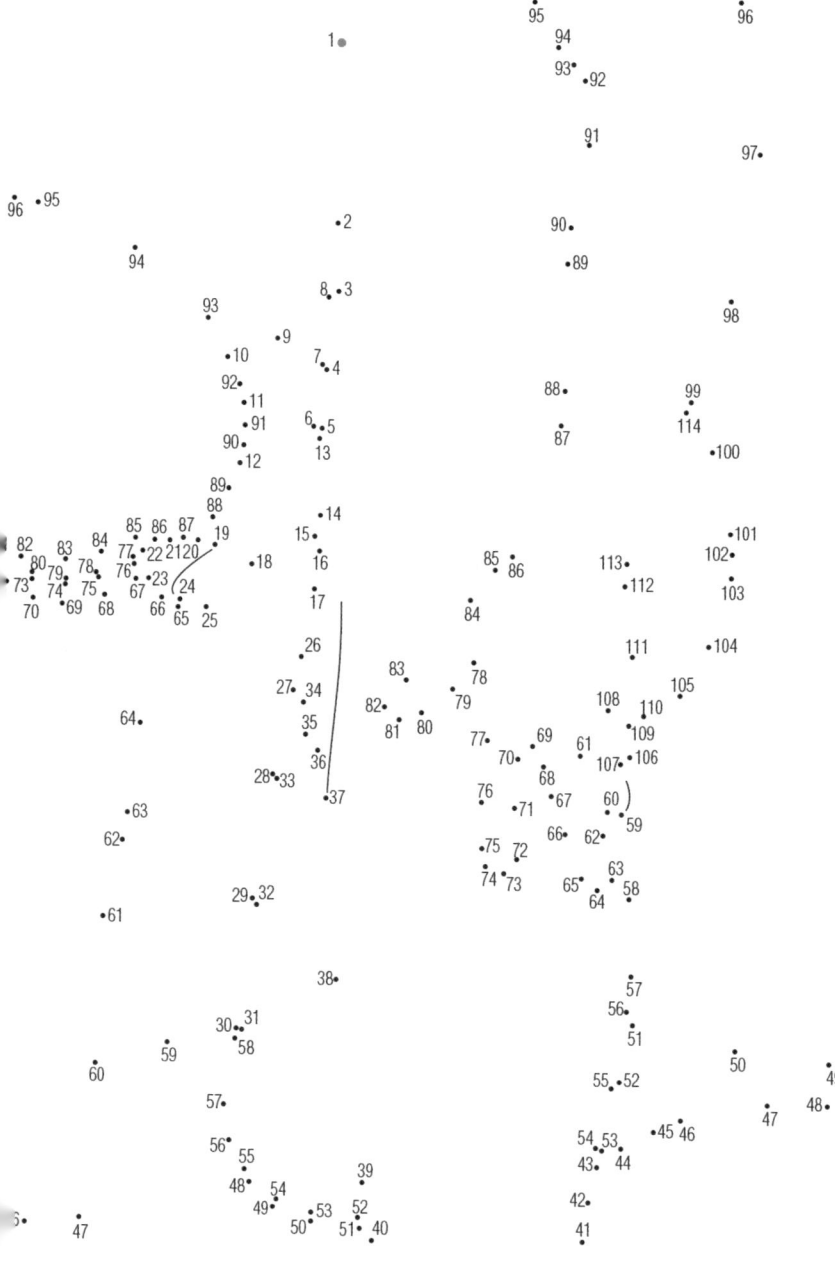

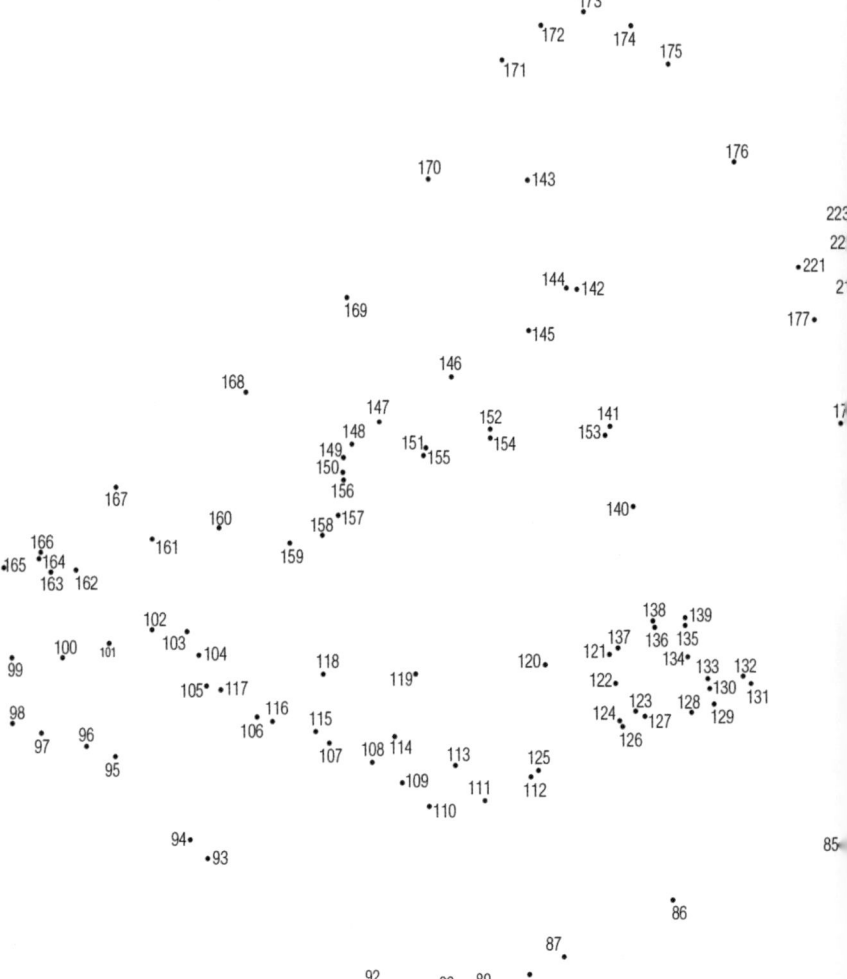

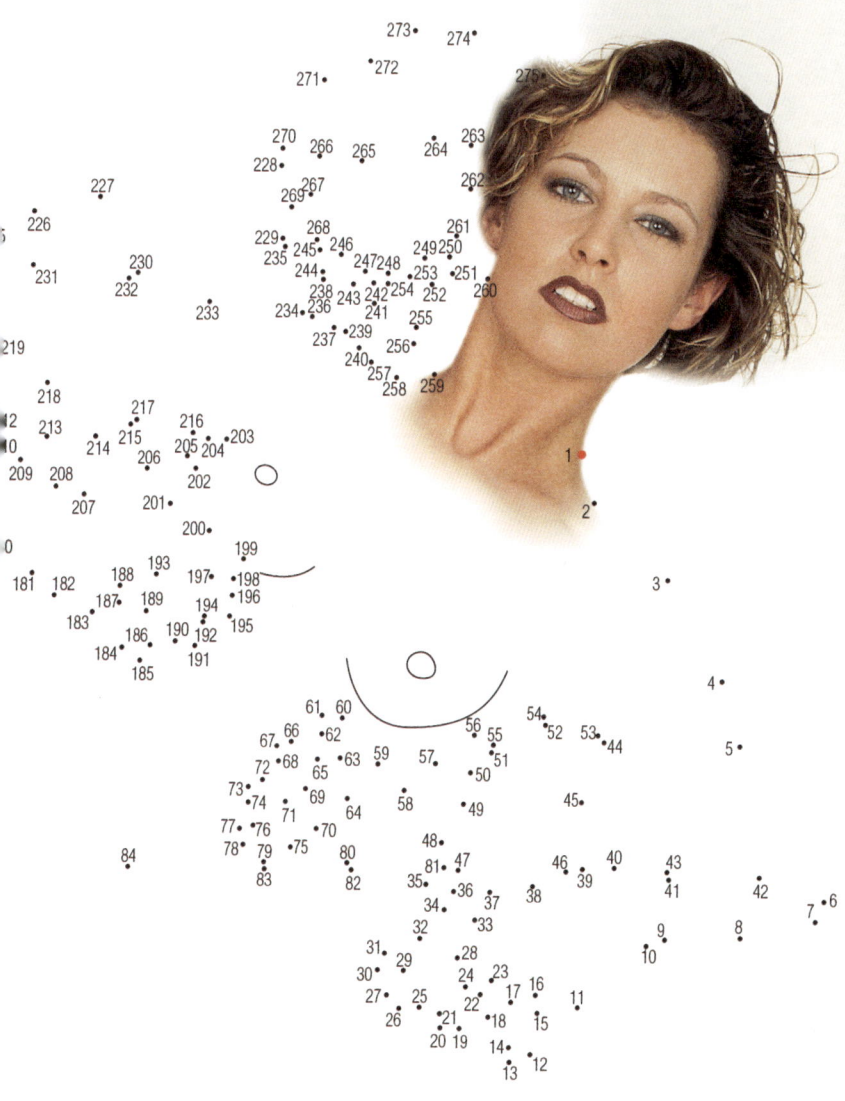

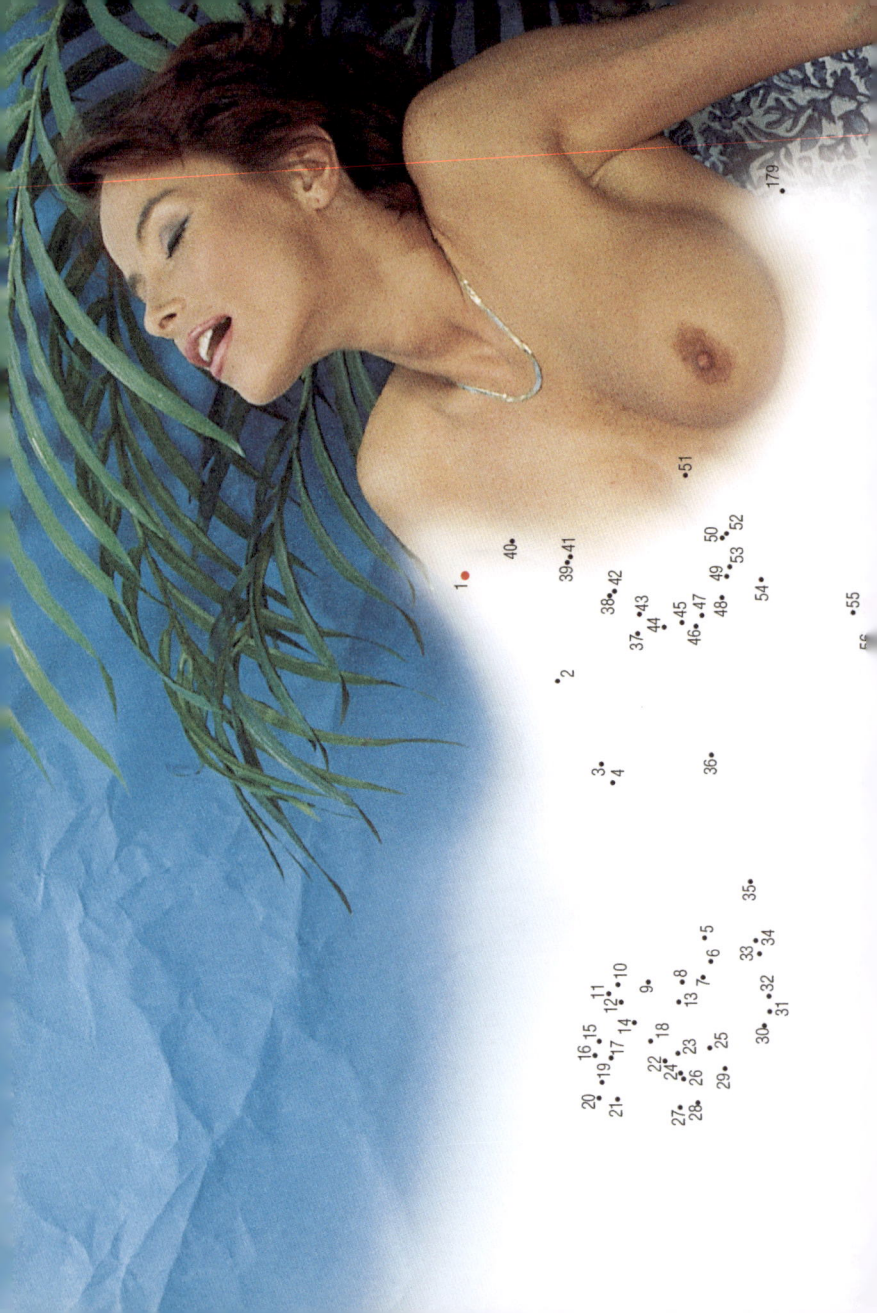

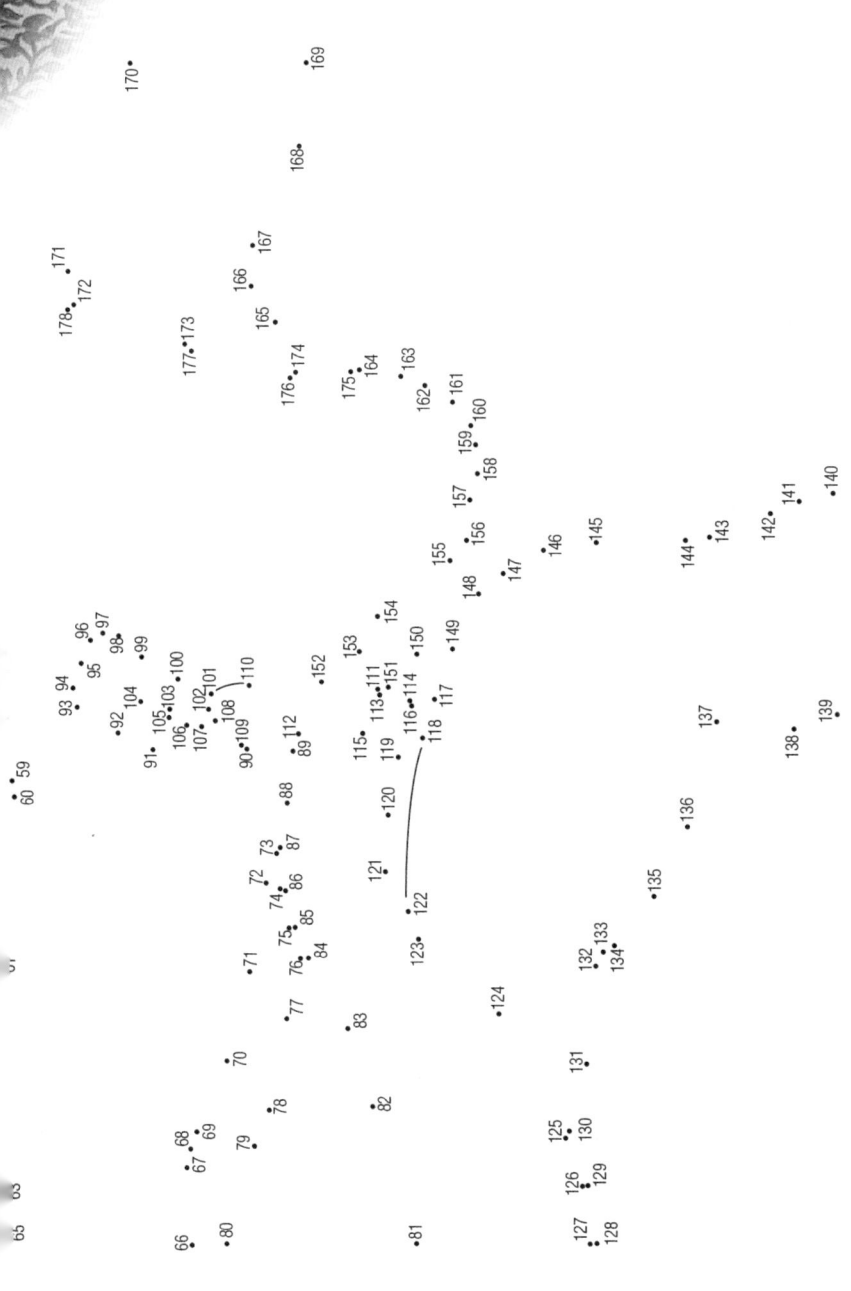

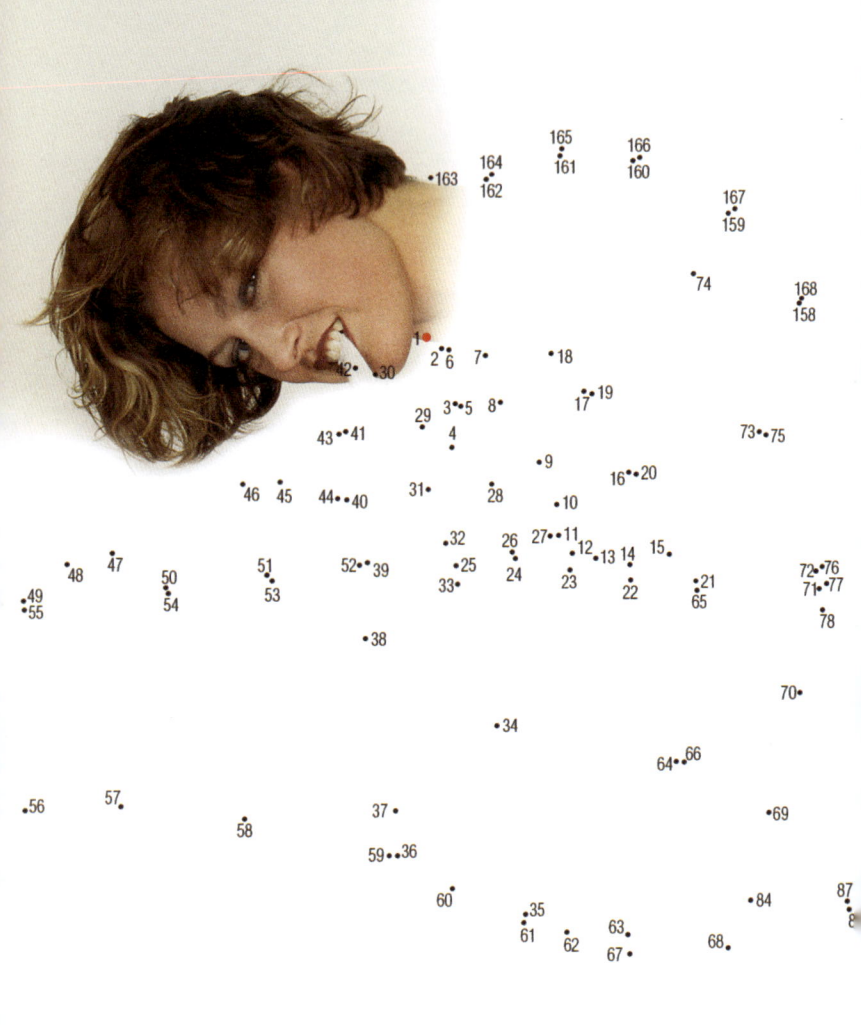

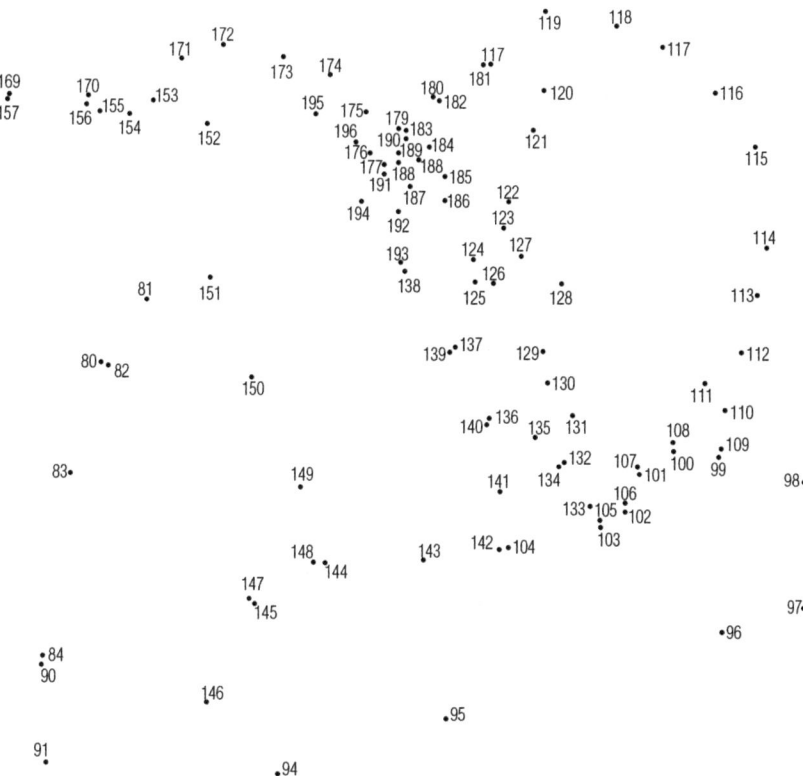

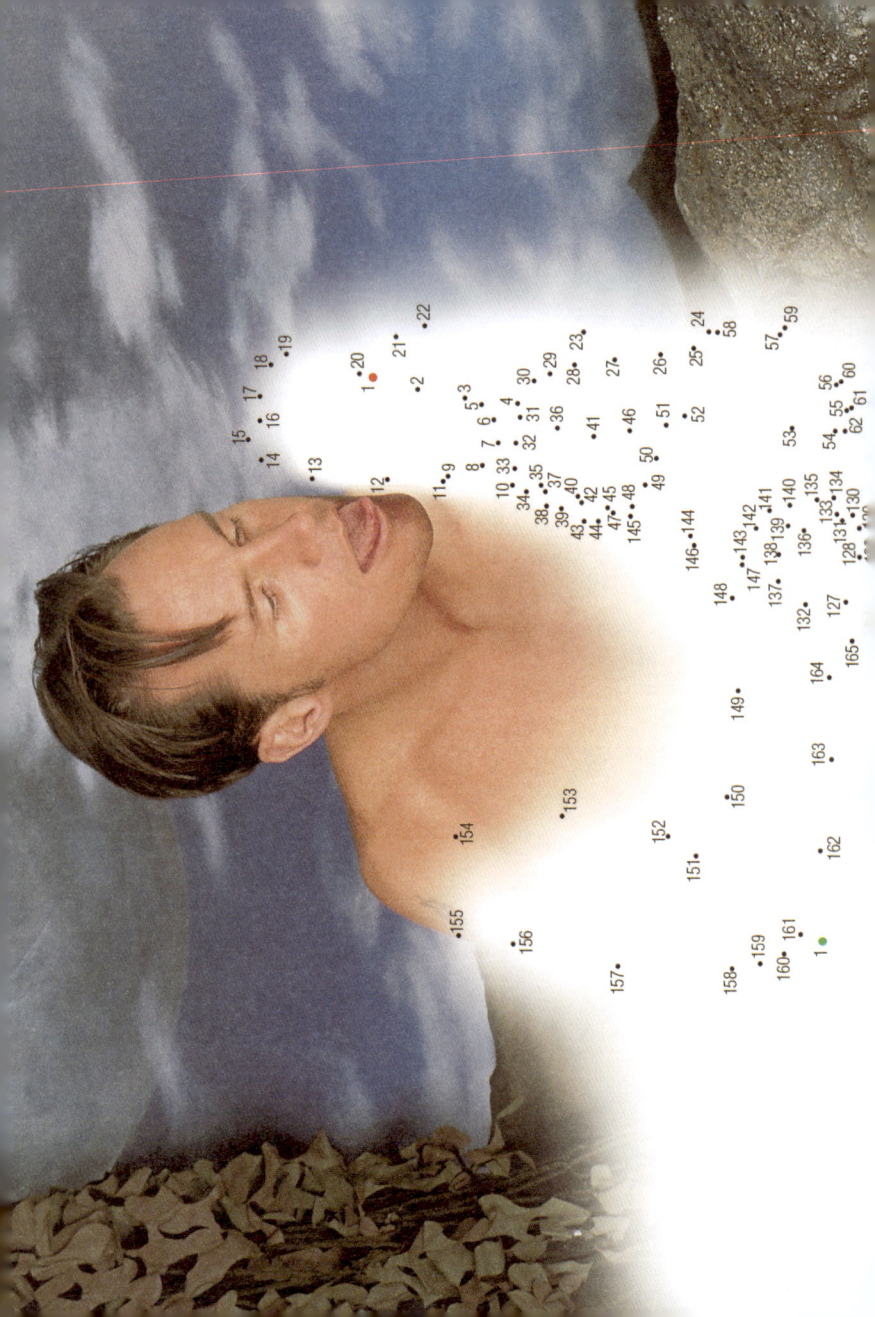

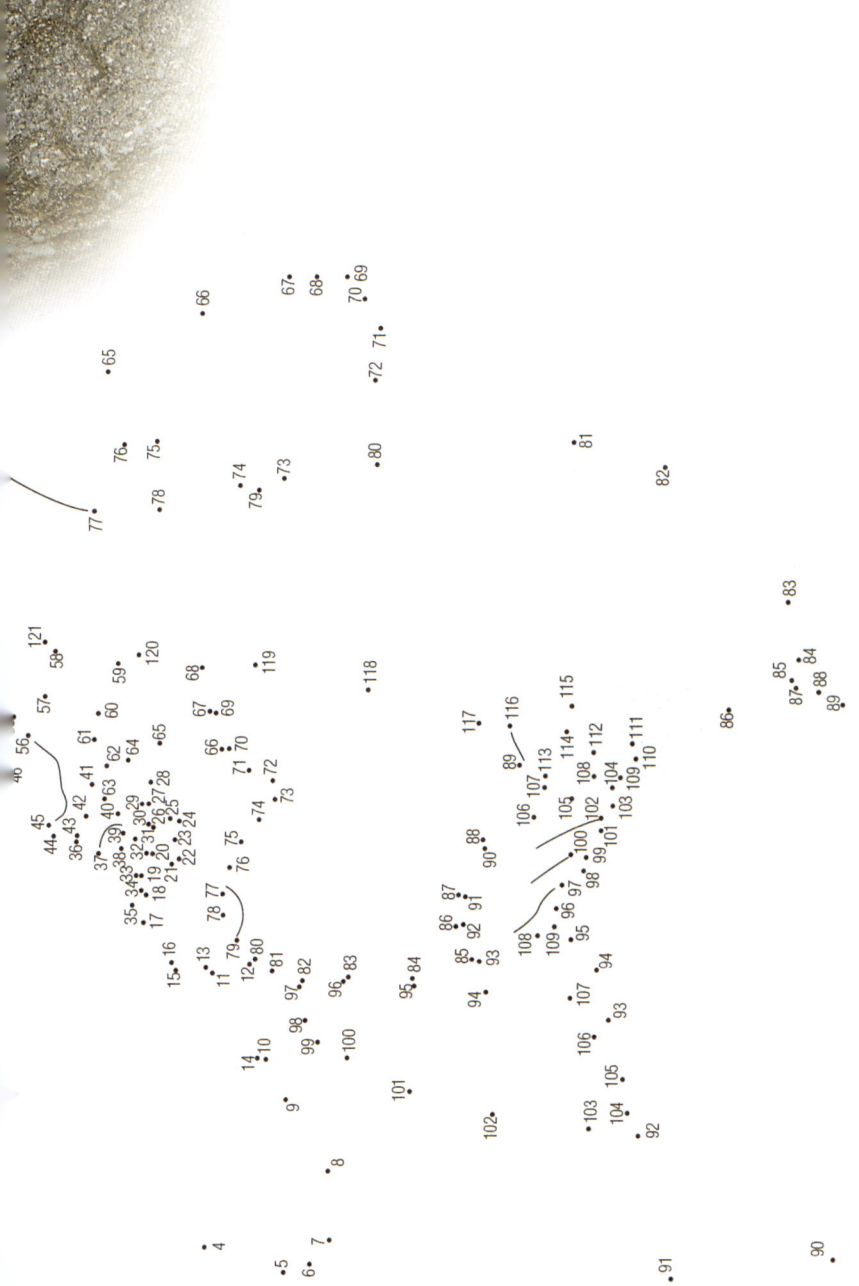

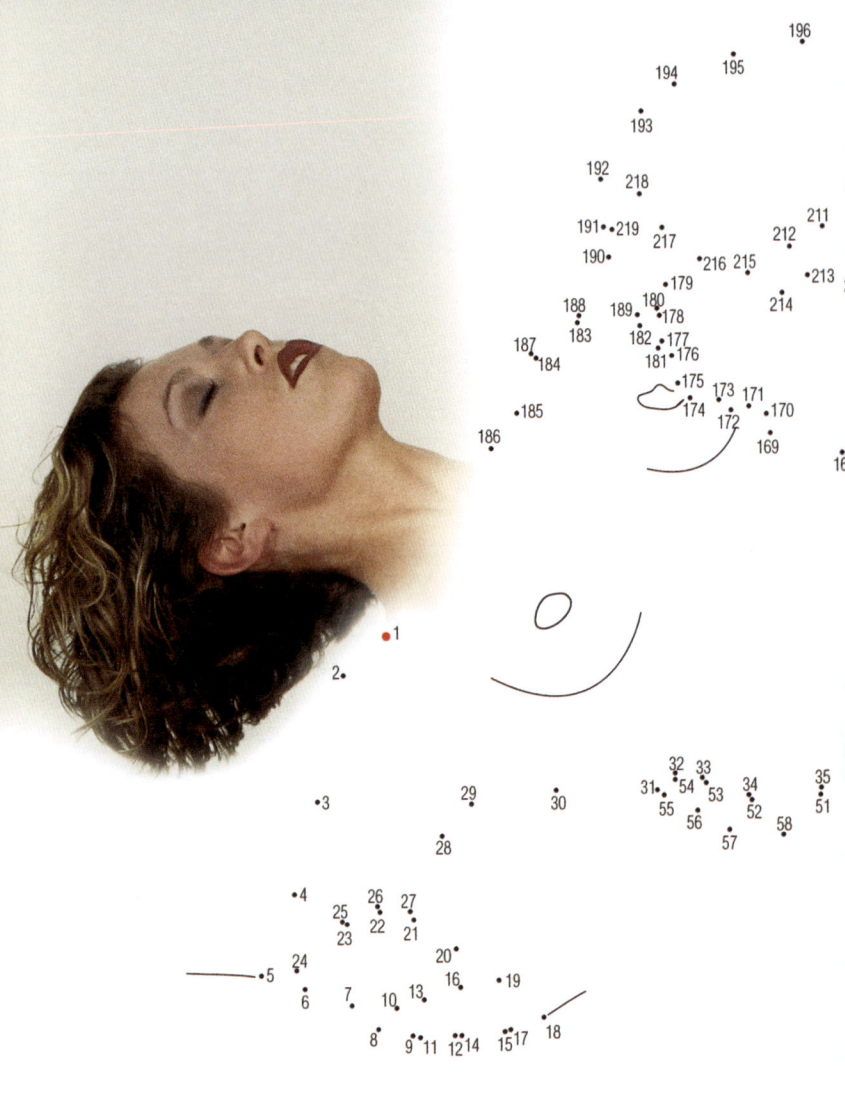

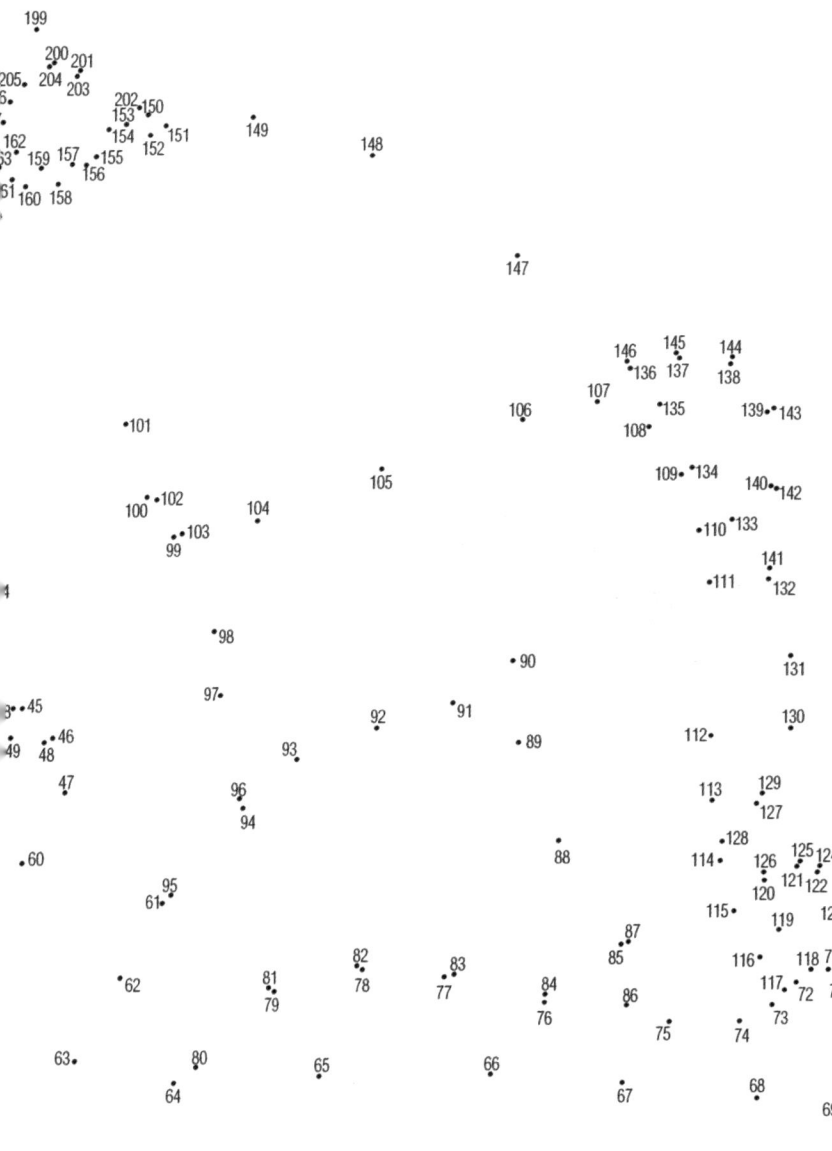

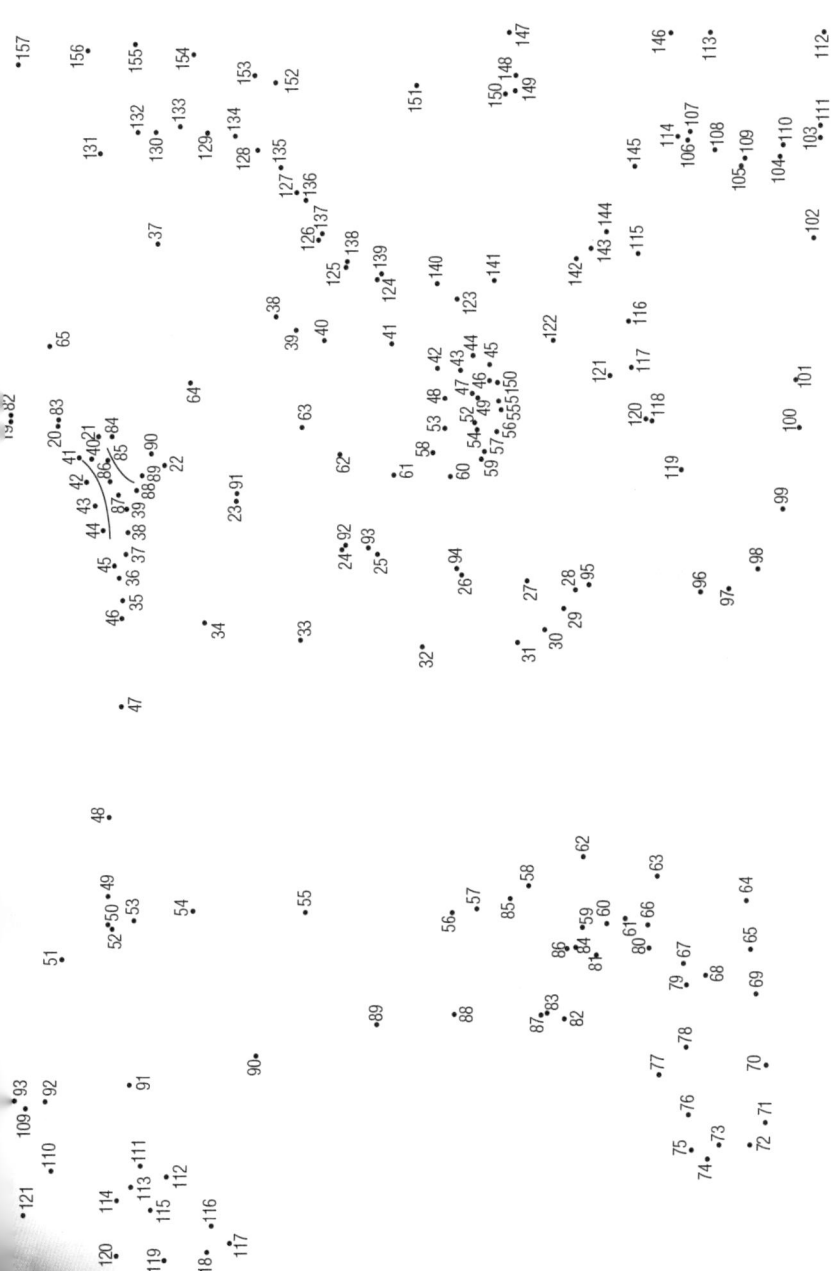

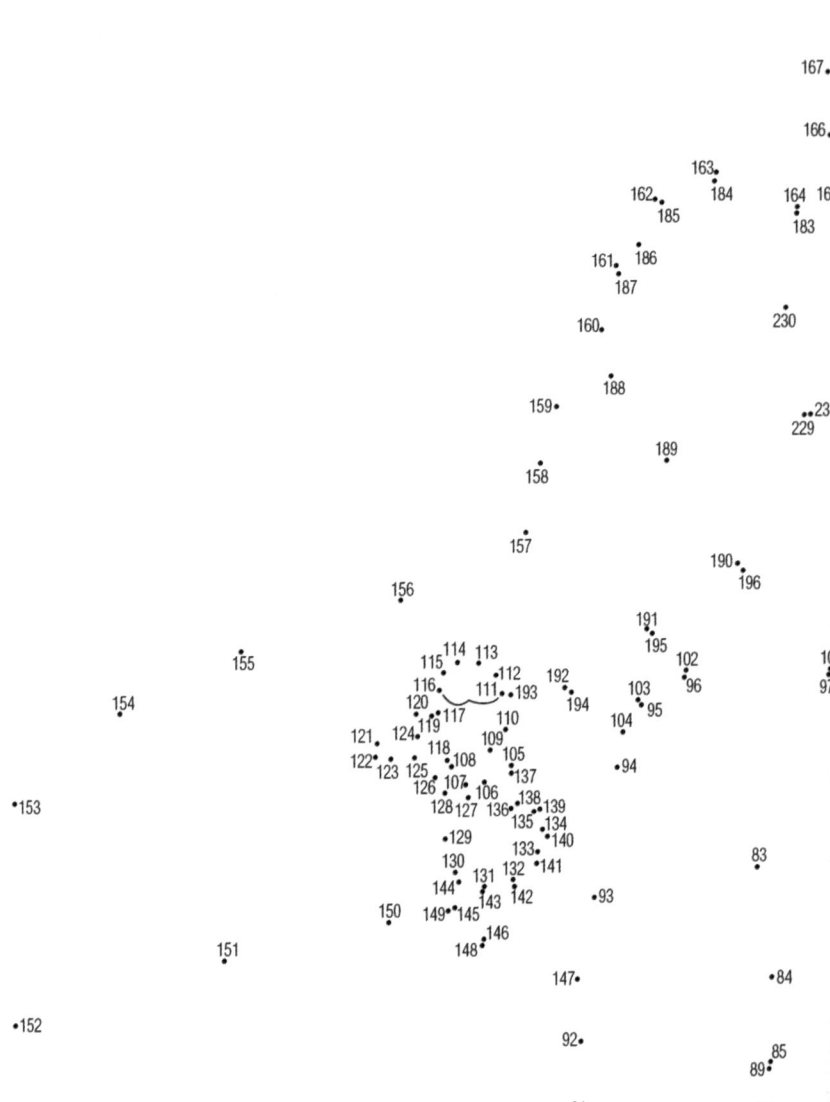

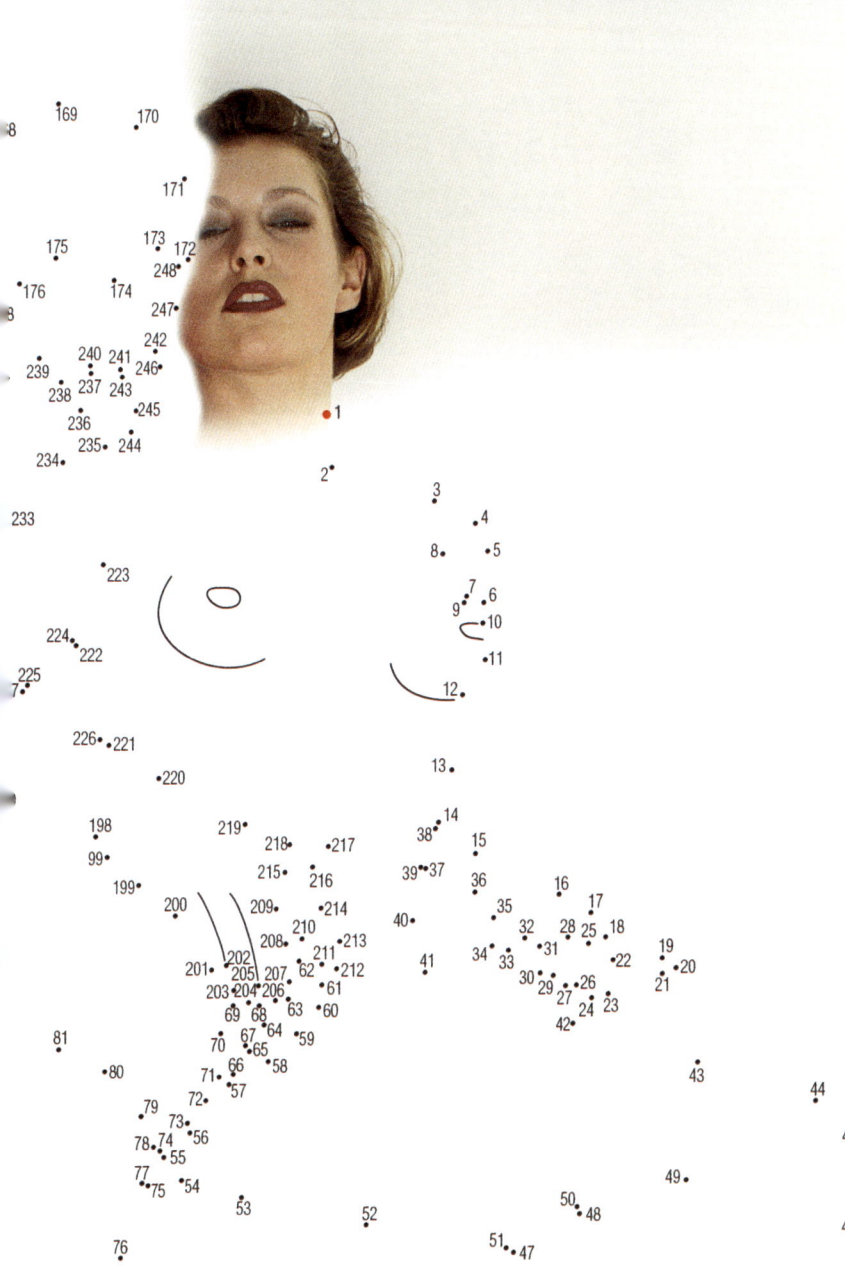

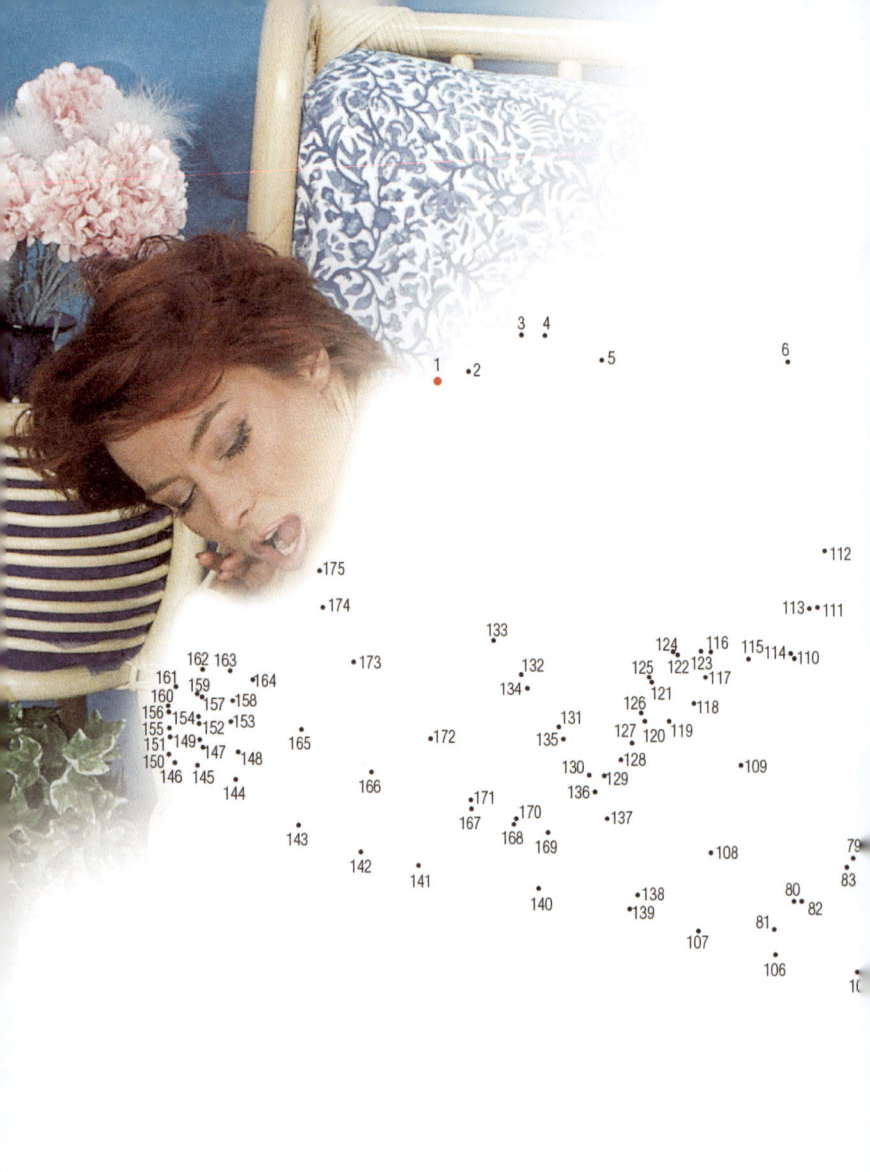

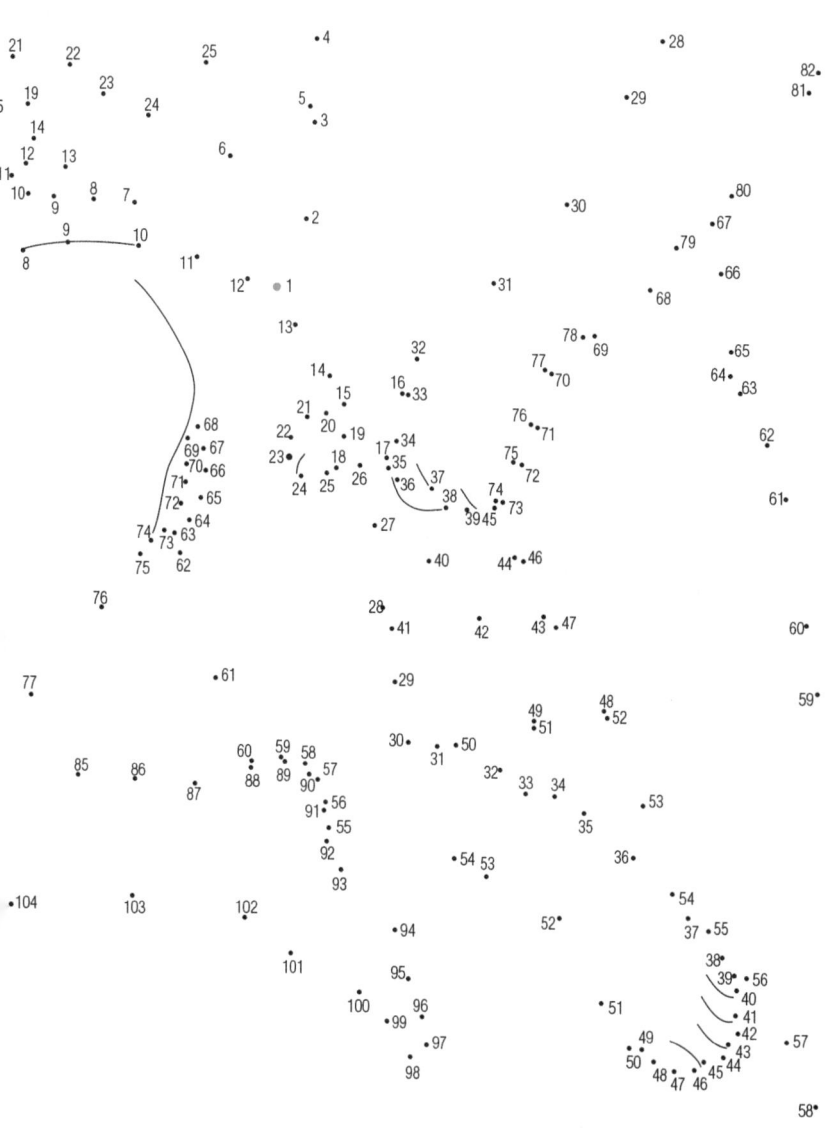

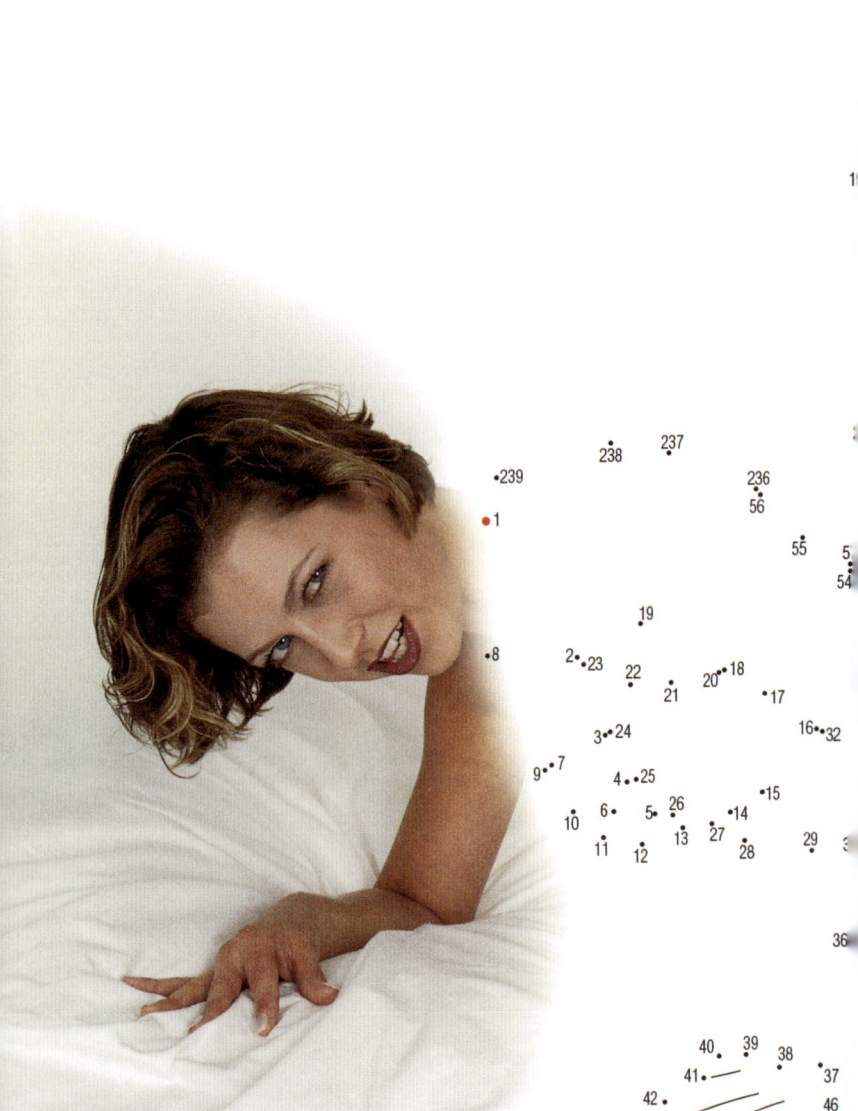

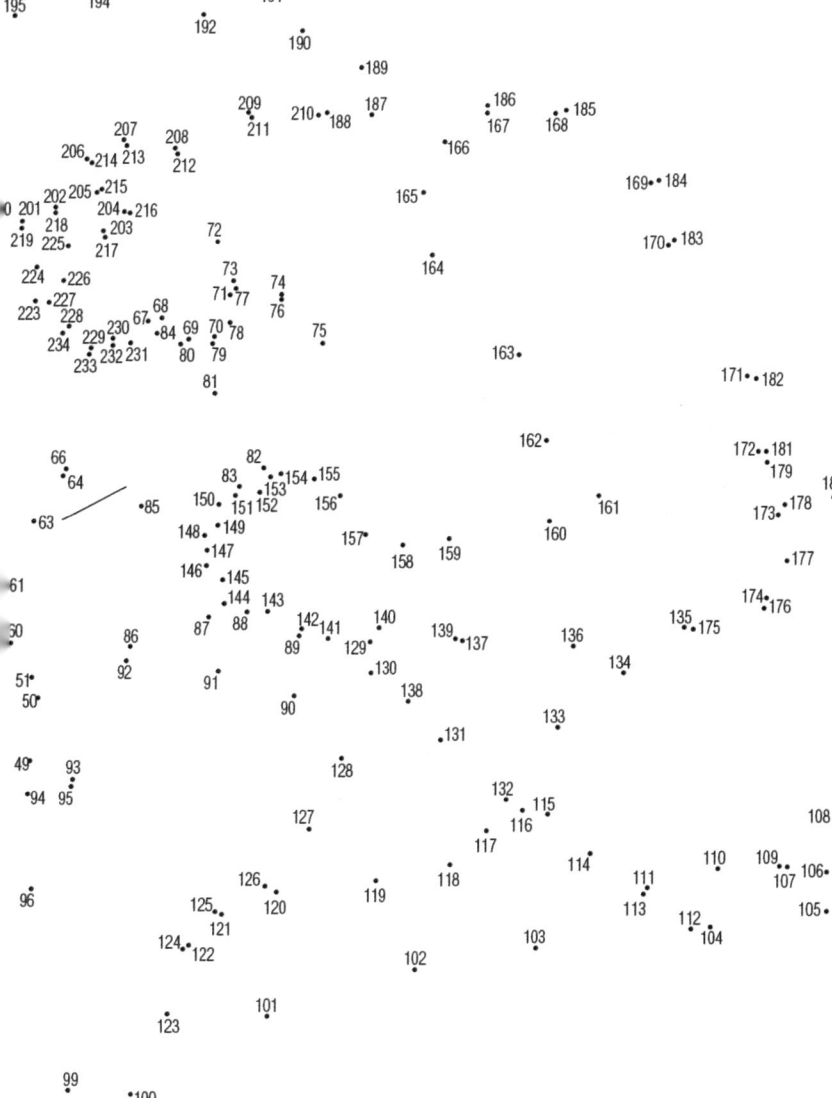

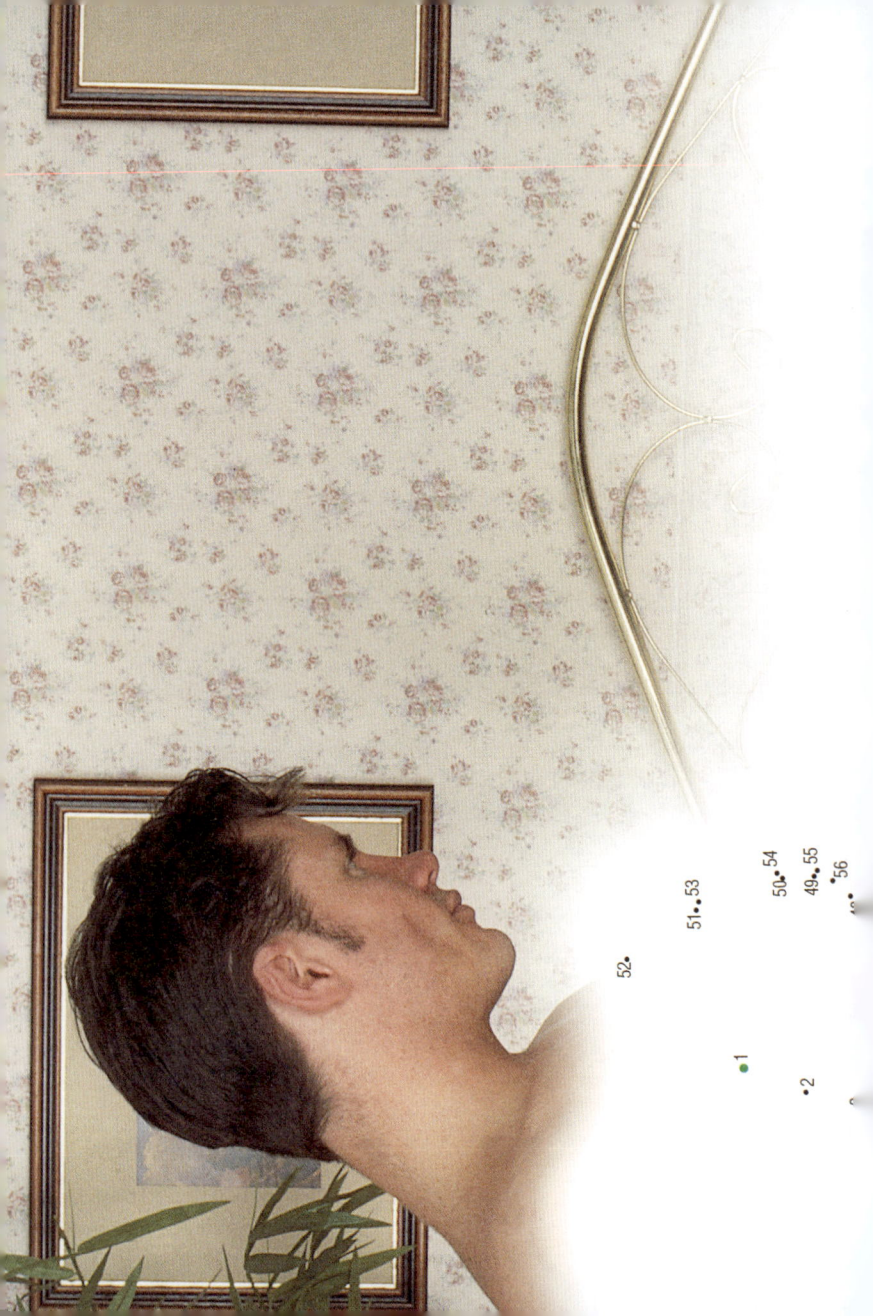

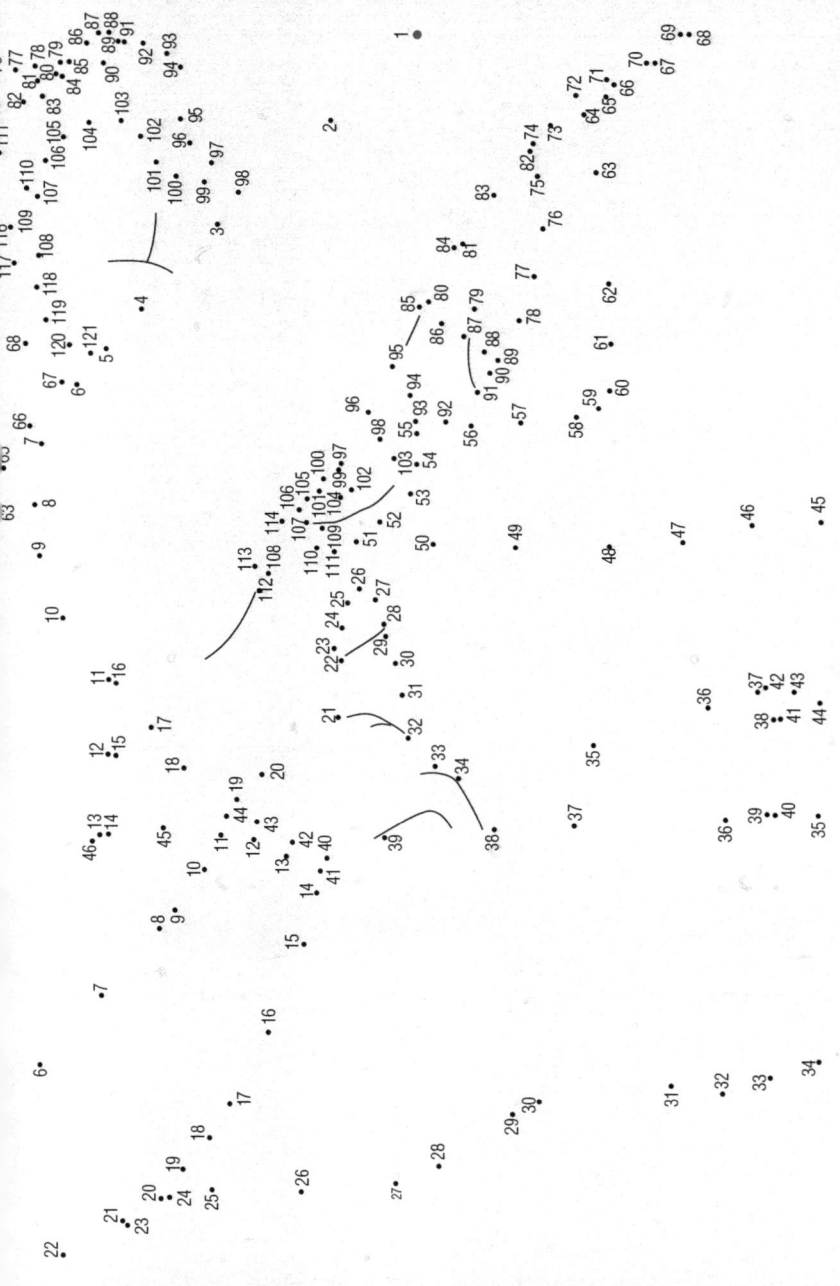

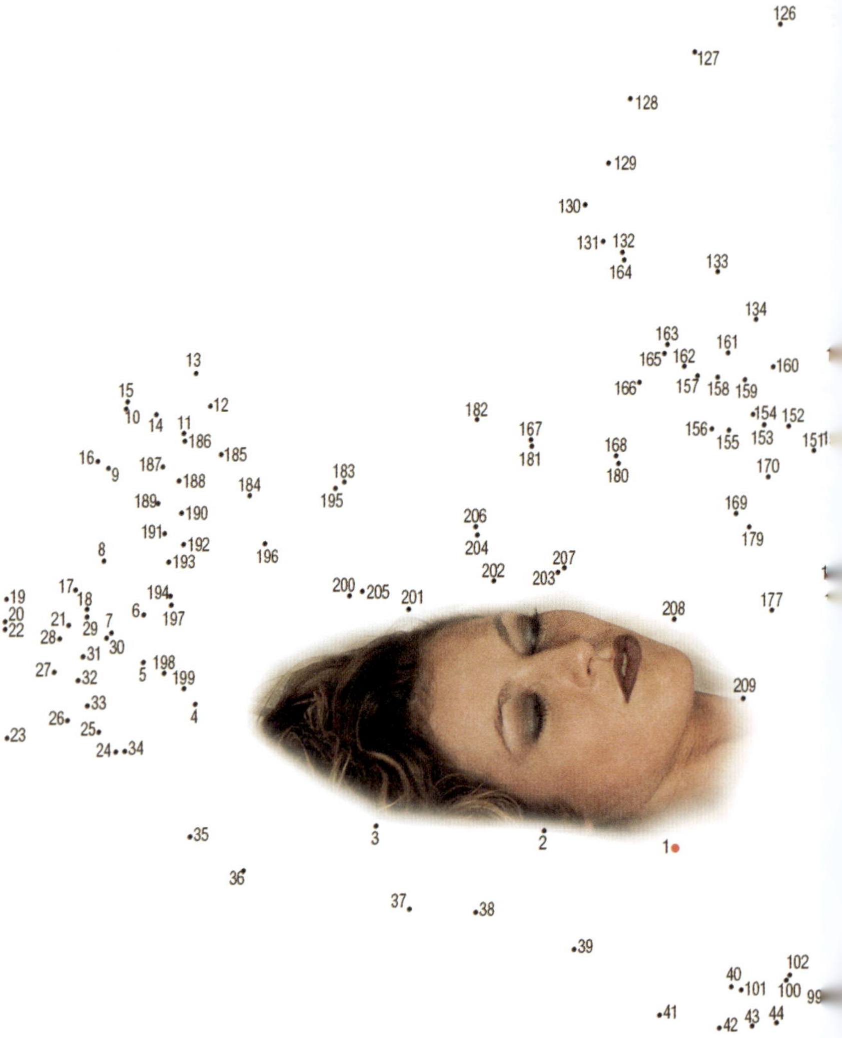

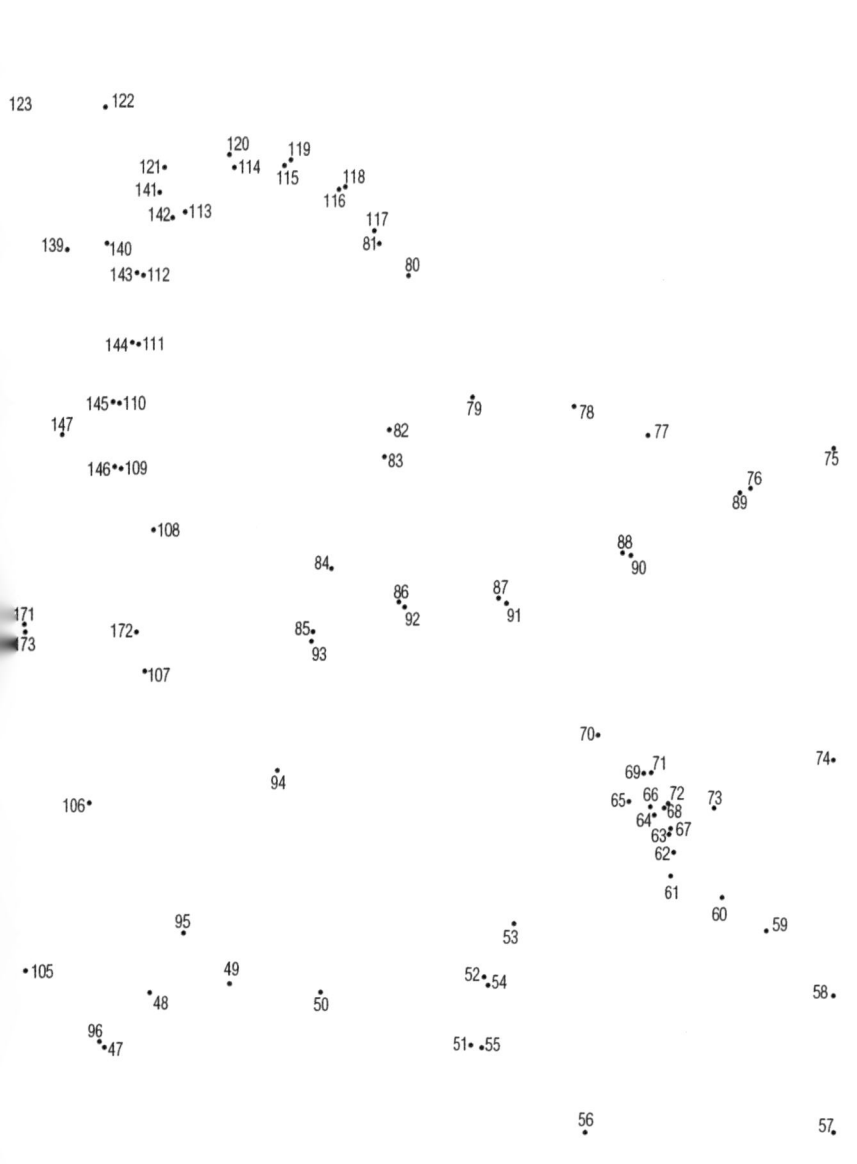

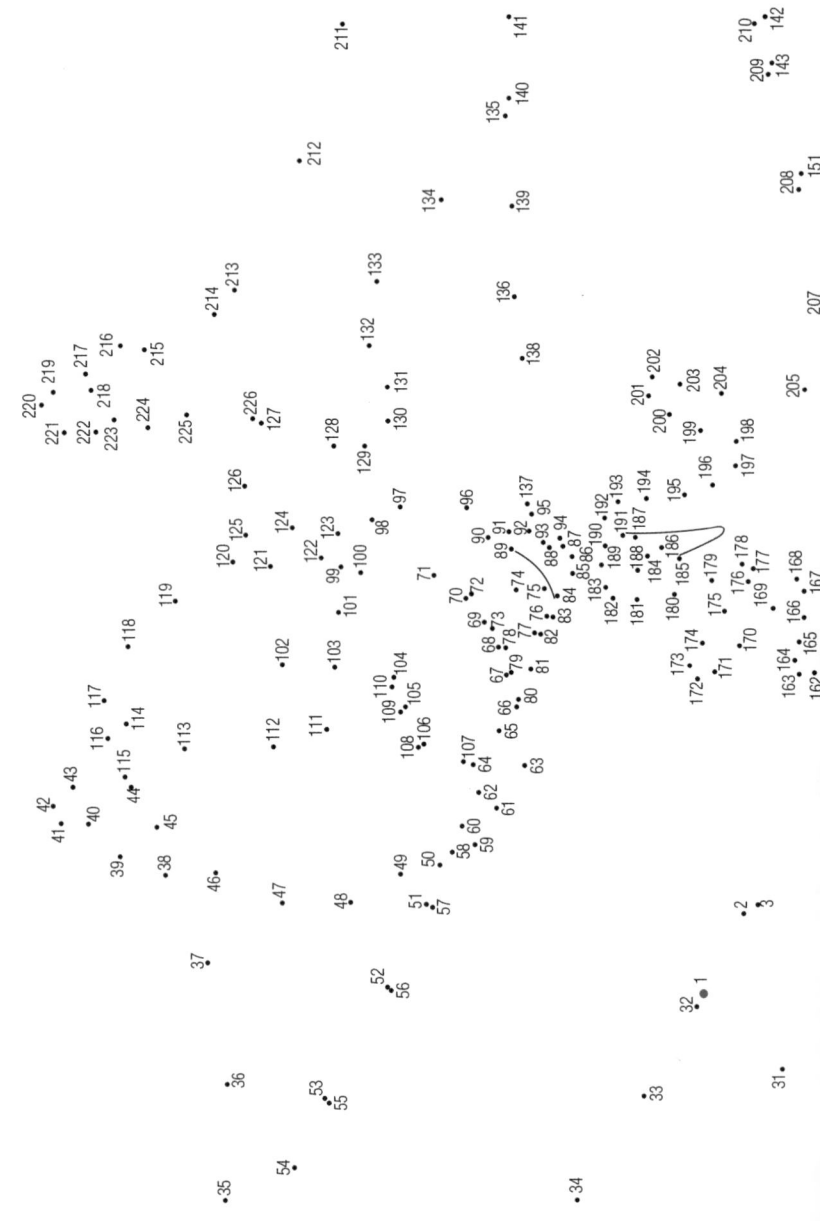

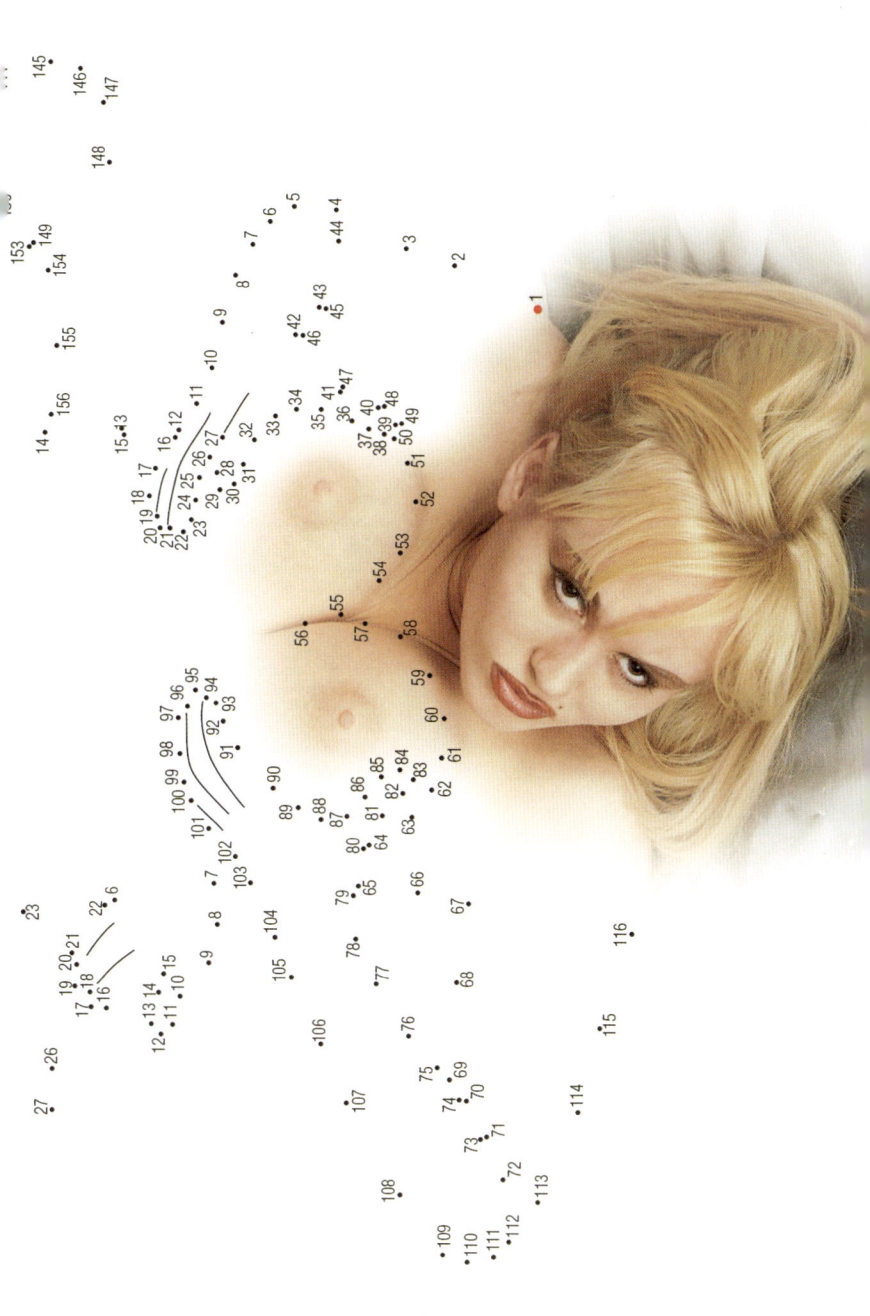

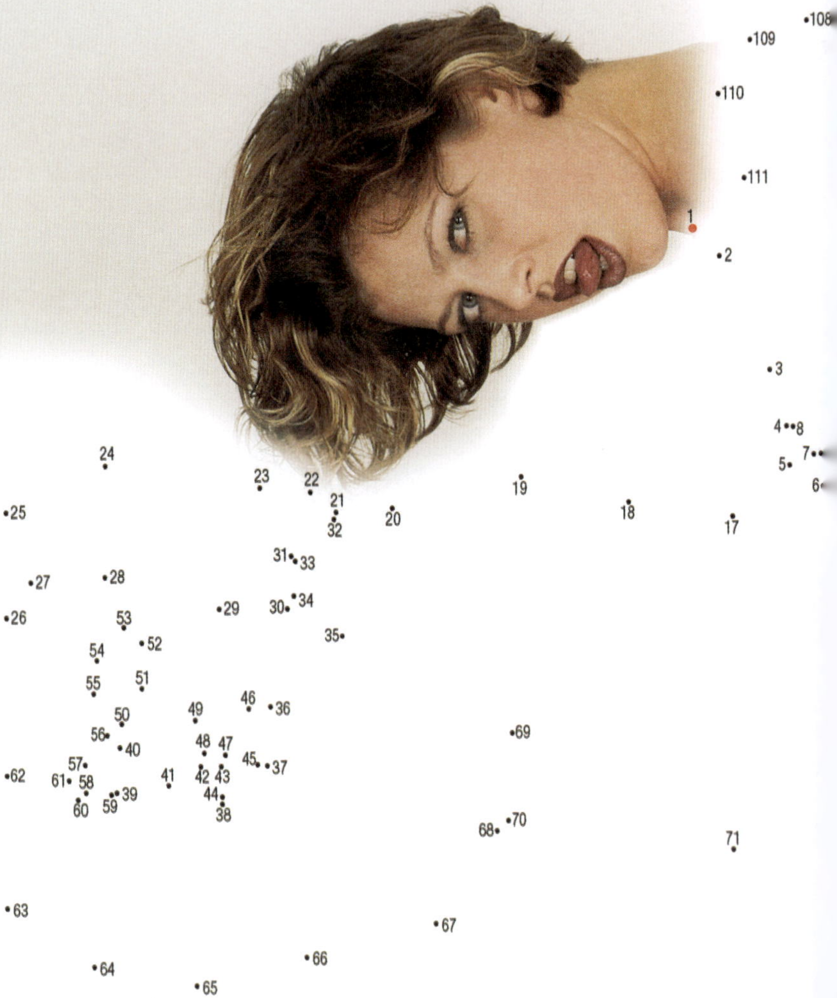

1
2
3
4
5
6
7
8
17
18
19
20
21
22
23
24
25
26
27
28
29
30
31
32
33
34
35
36
37
38
39
40
41
42
43
44
45
46
47
48
49
50
51
52
53
54
55
56
57
58
59
60
61
62
63
64
65
66
67
68
69
70
71
108
109
110
111

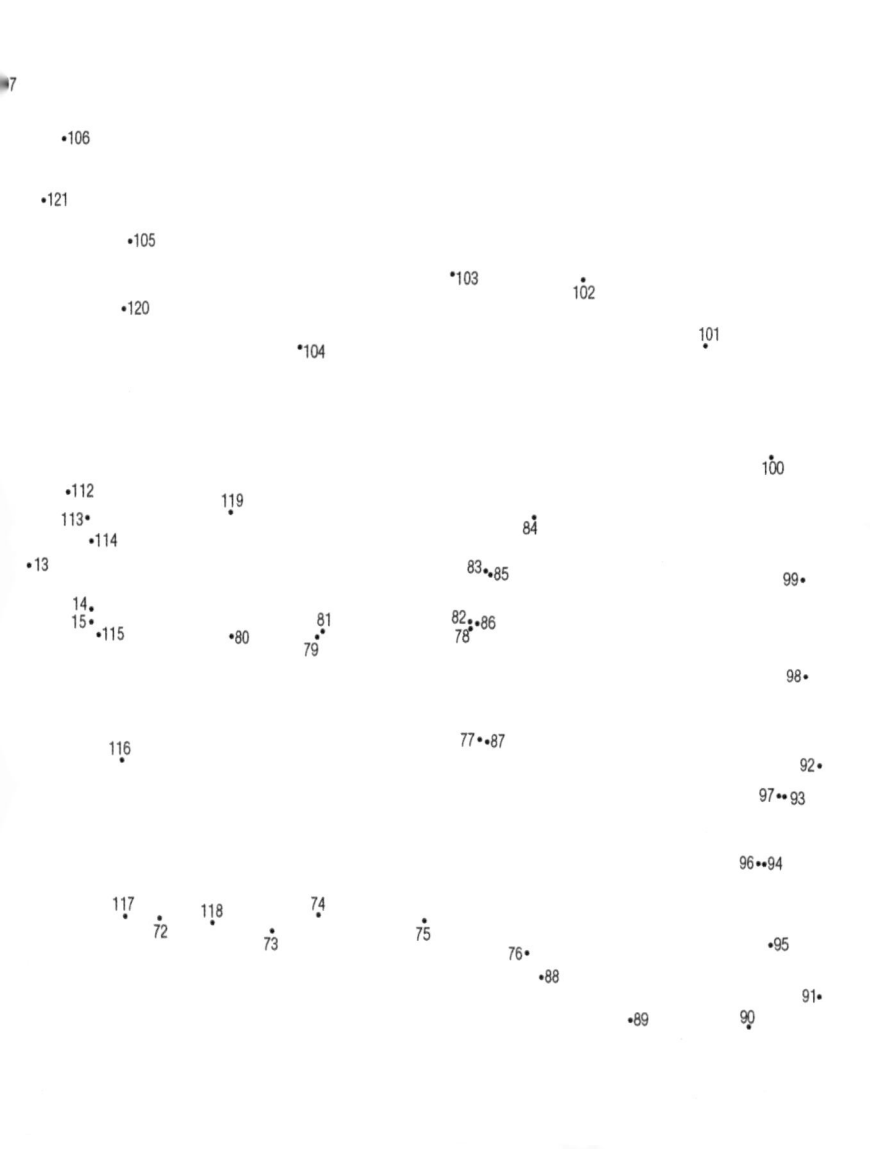

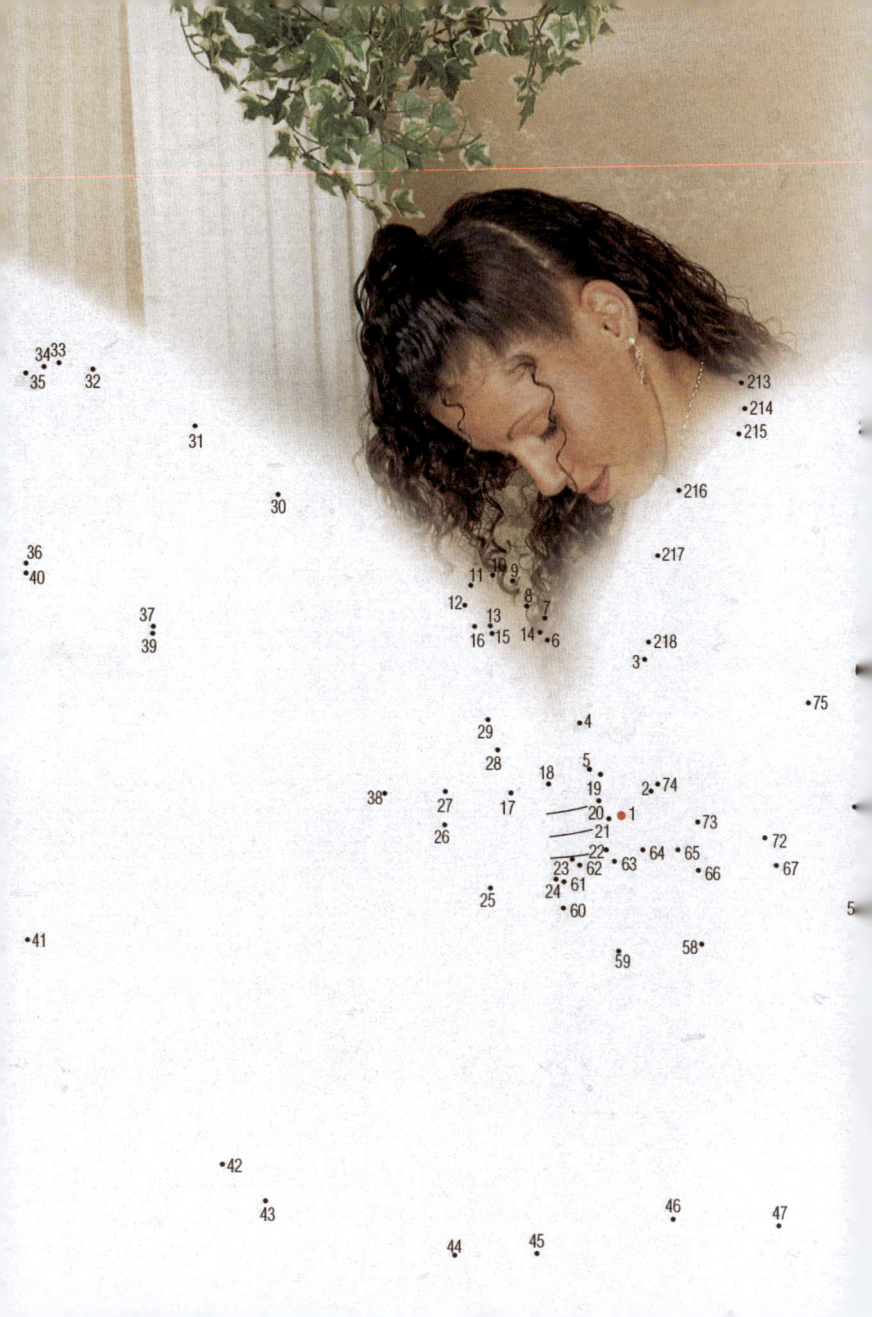

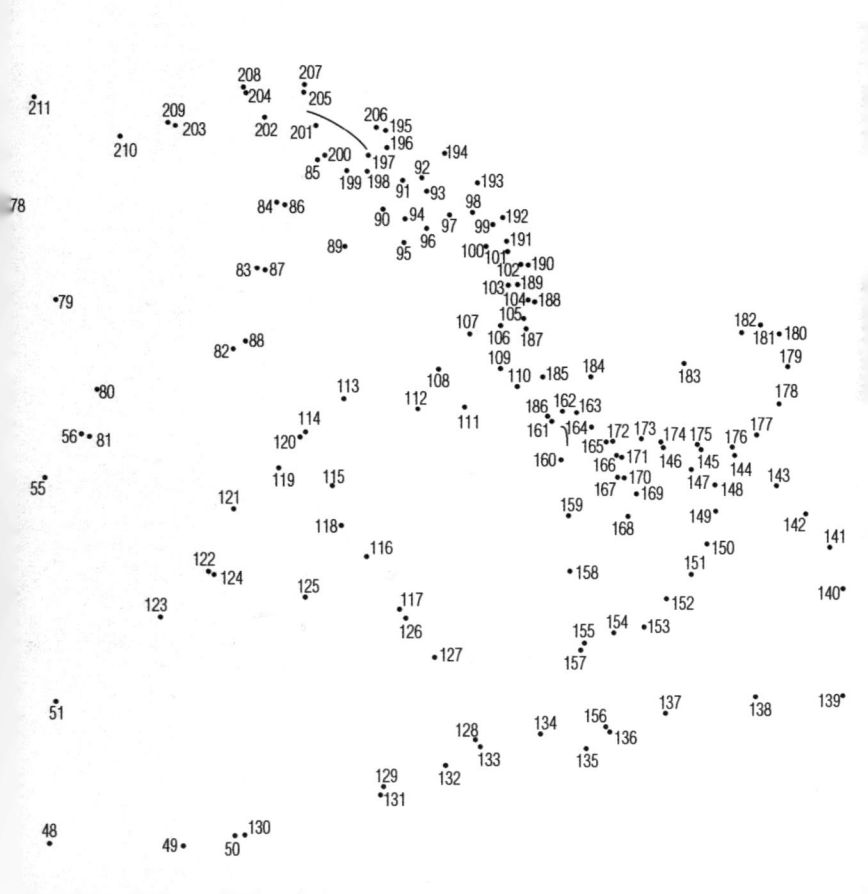

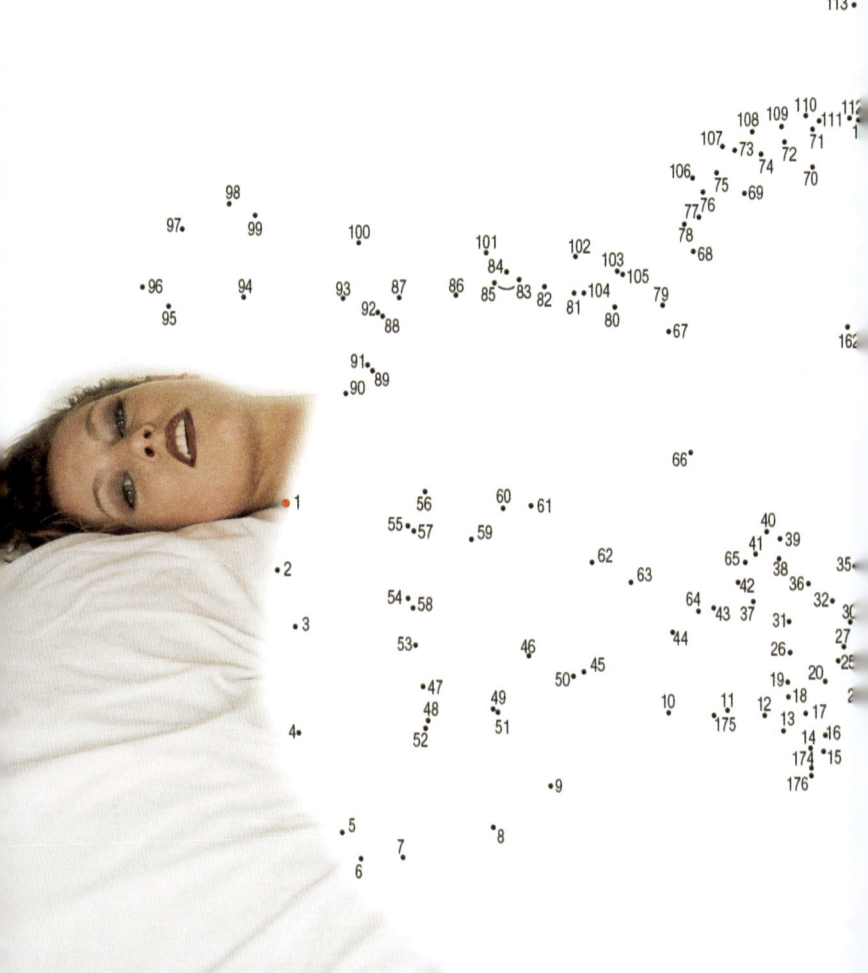

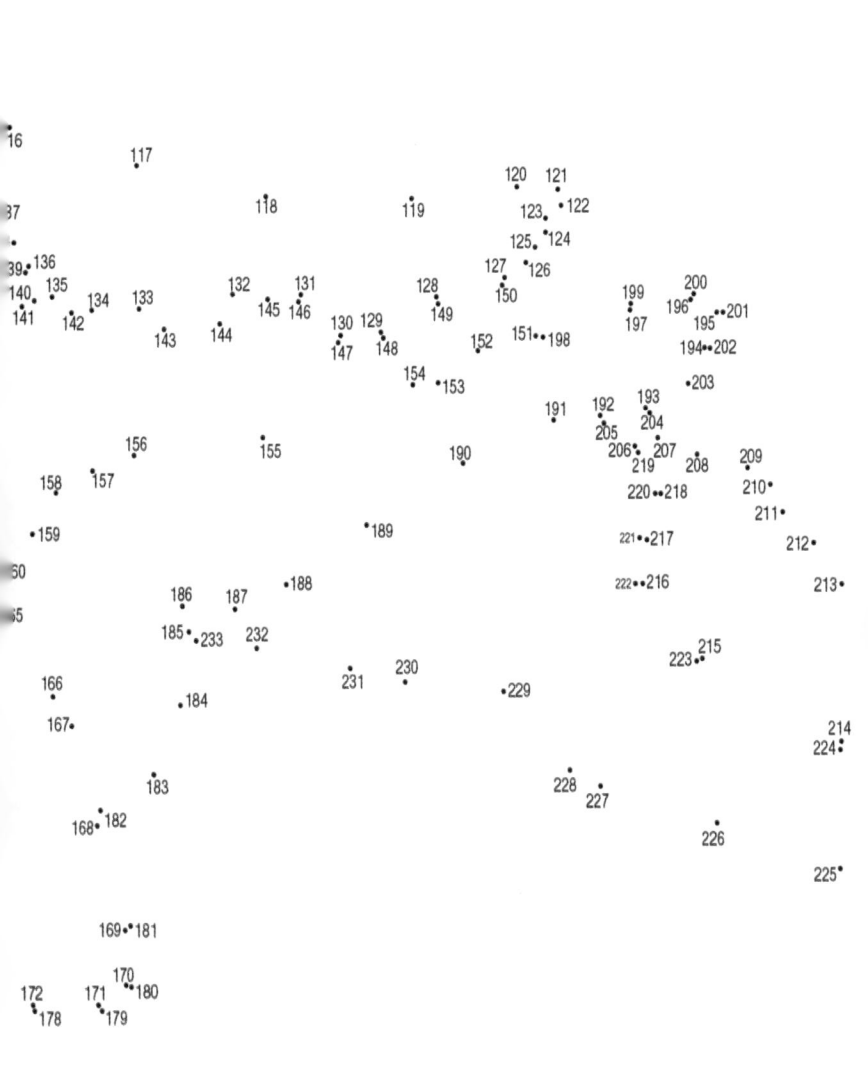

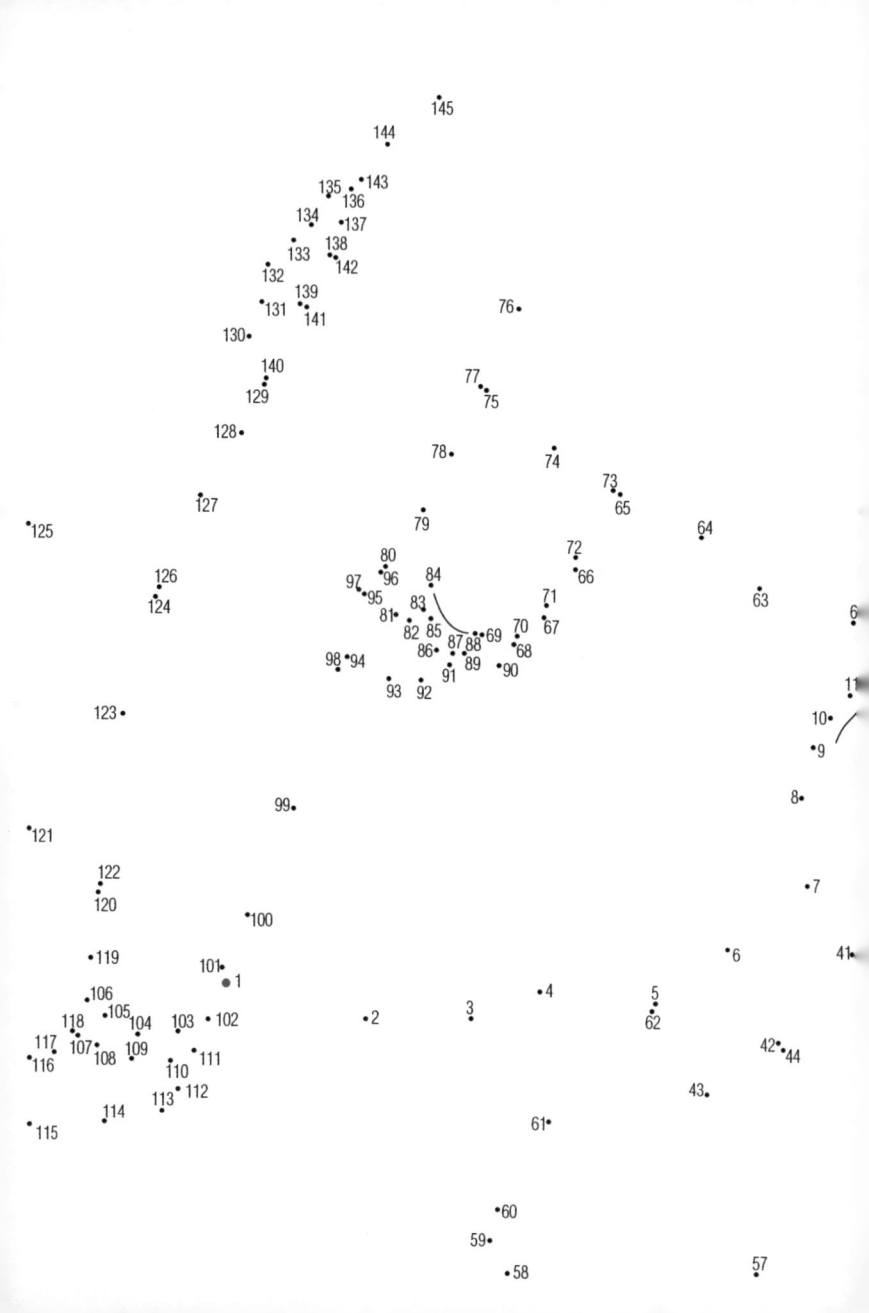

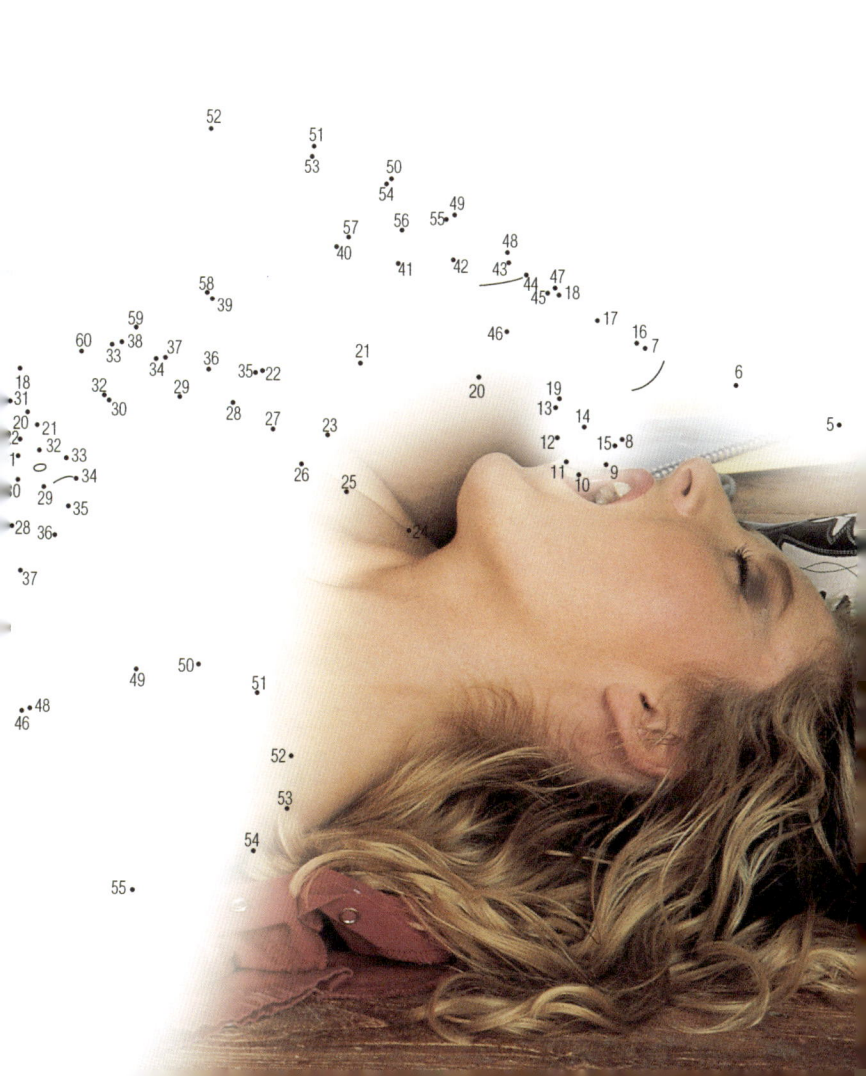

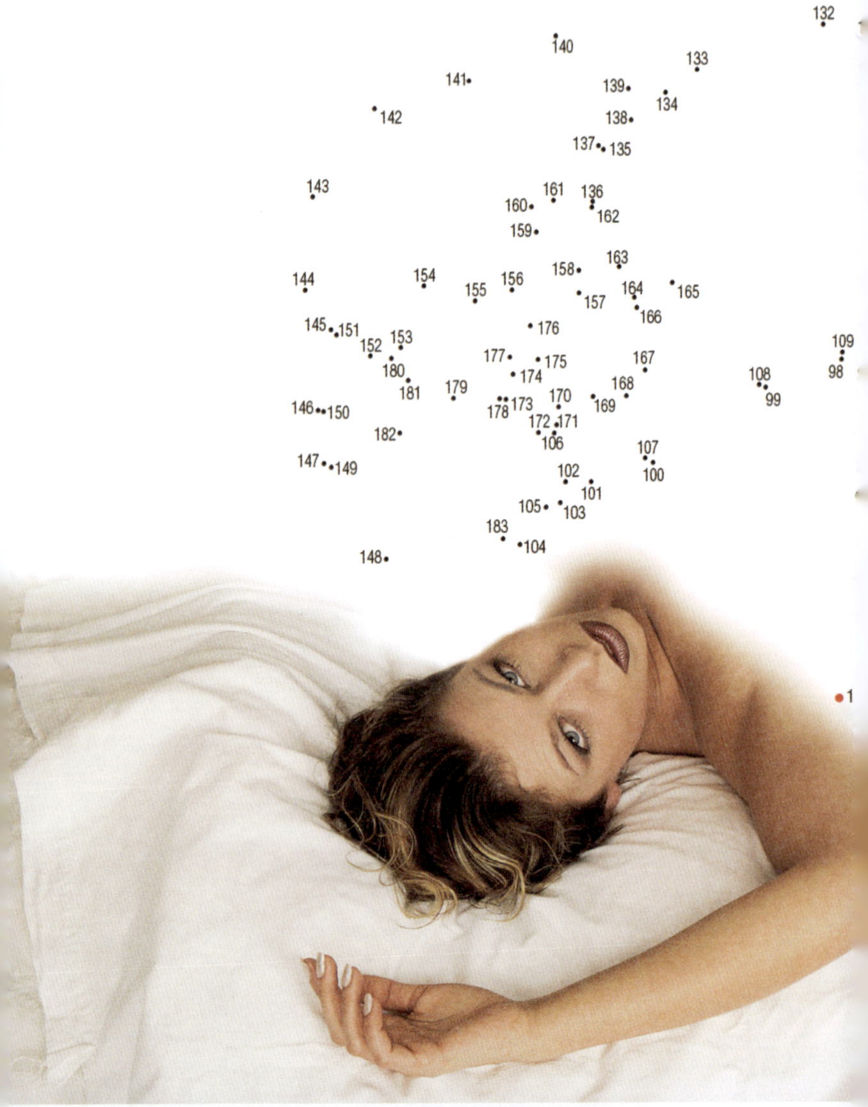
132
140
133
141
139
134
142
138
137
135
143
161
136
160
162
159
163
144
154
158
156
155
164
165
157
166
145
151
176
153
152
109
177
175
167
180
174
108
98
181
179
168
99
170
146
150
178
173
169
172
171
182
106
107
147
149
100
102
101
105
103
183
104
148
1

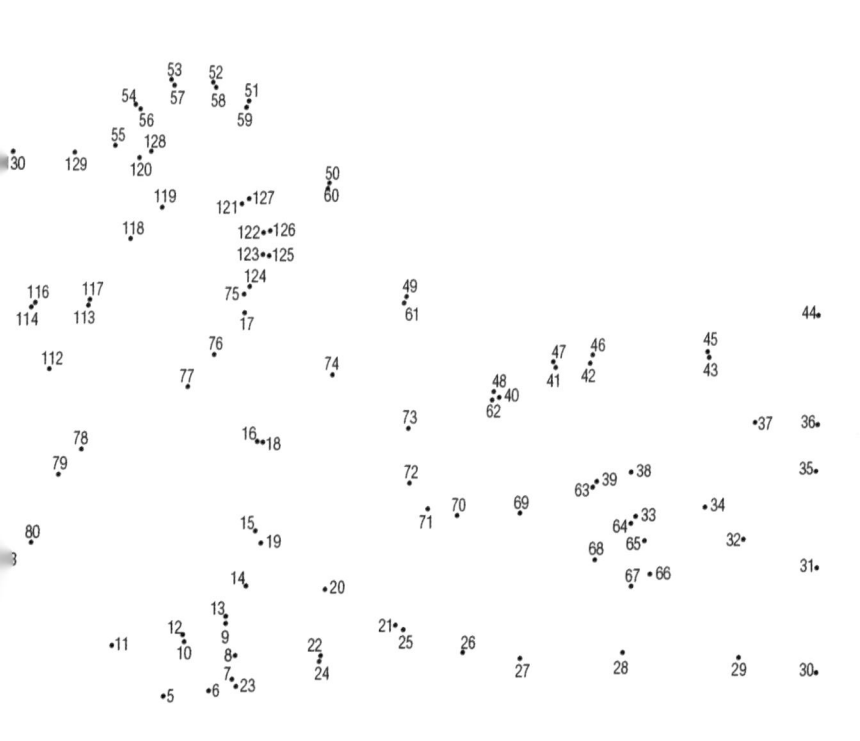

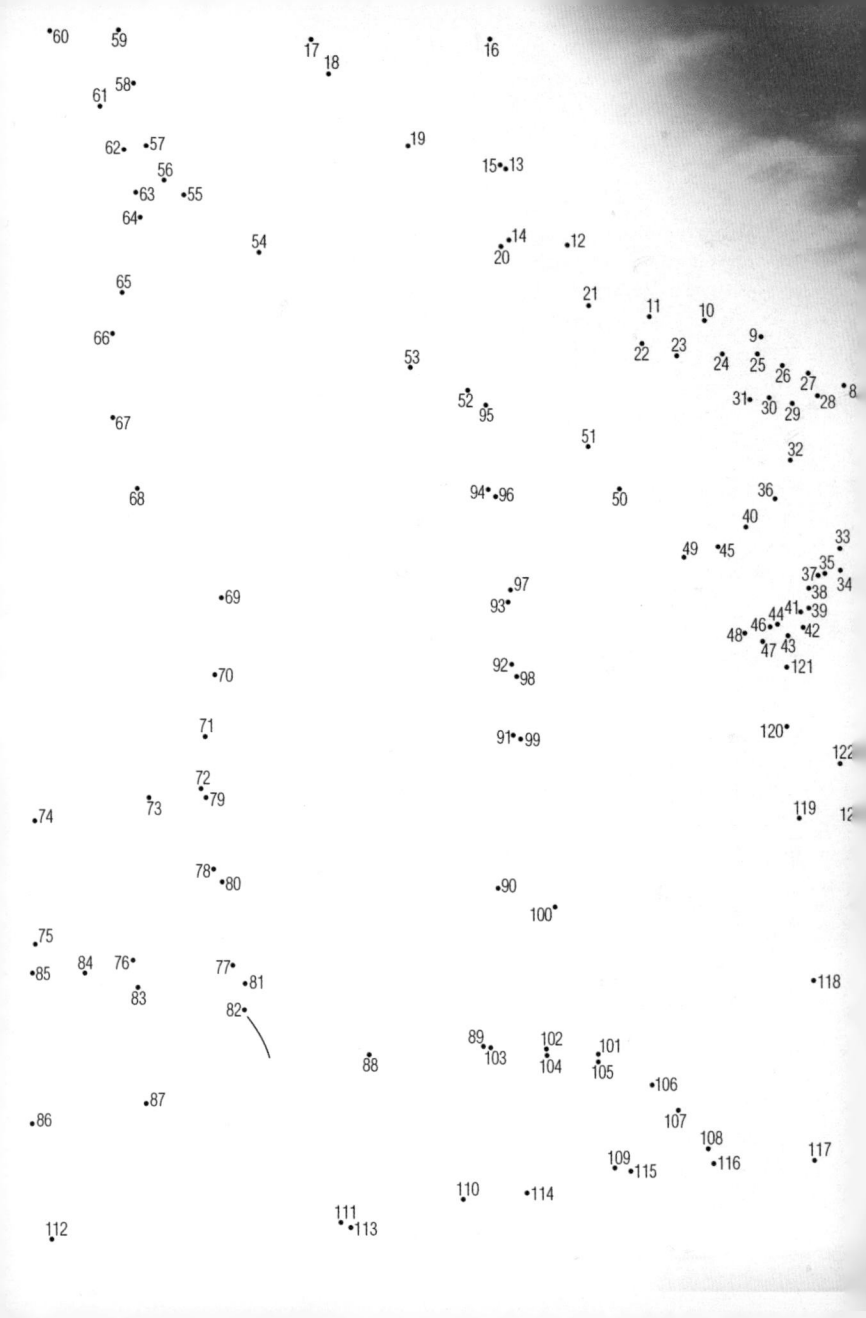

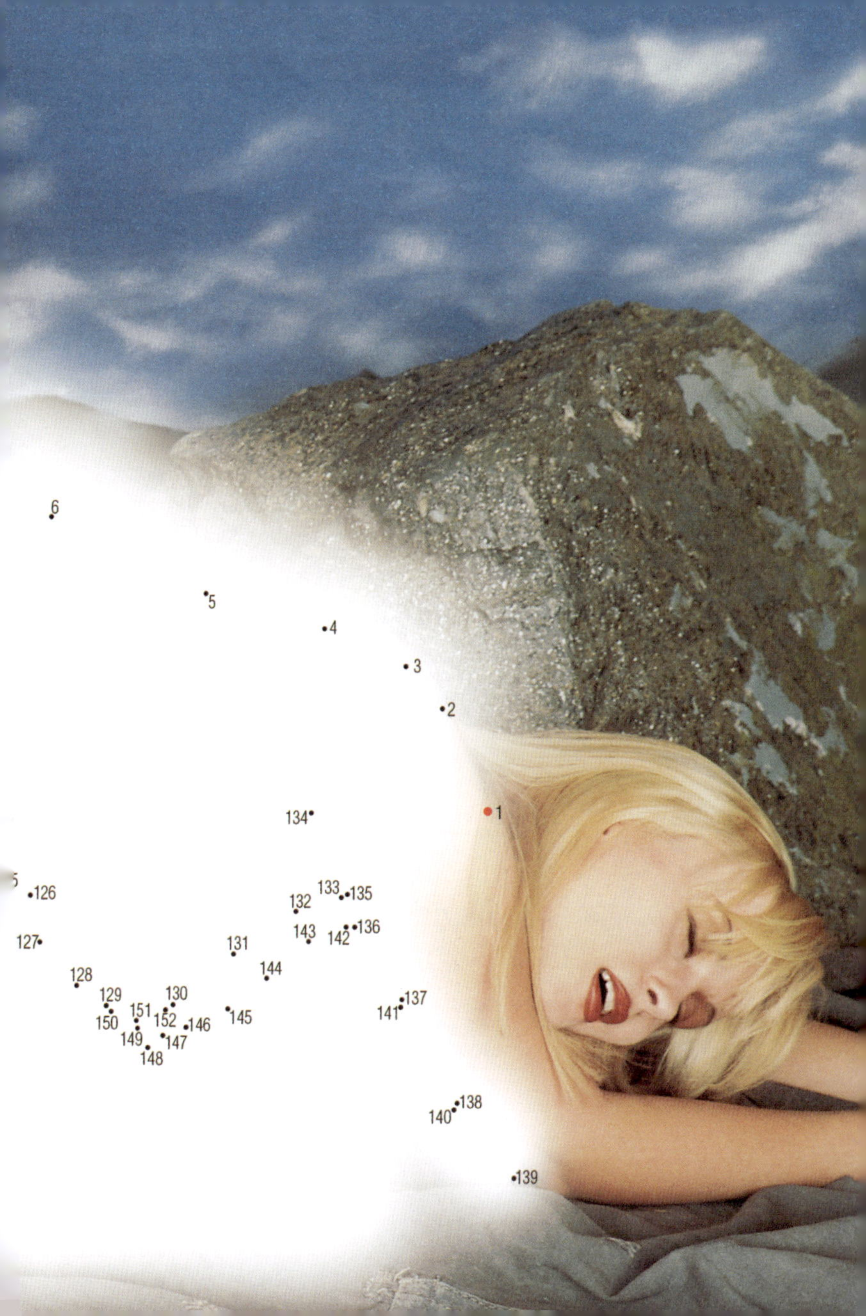

6
5
4
3
2
1
134
126
133
135
132
136
143
142
127
131
144
128
129
130
137
151
141
152
150
146
145
149
147
148
138
140
139

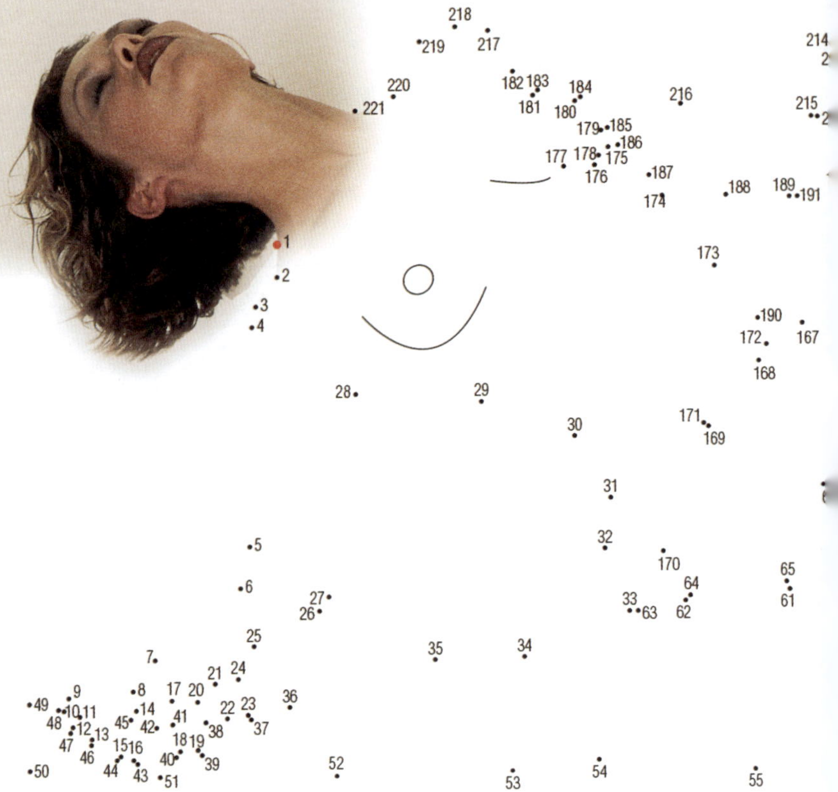

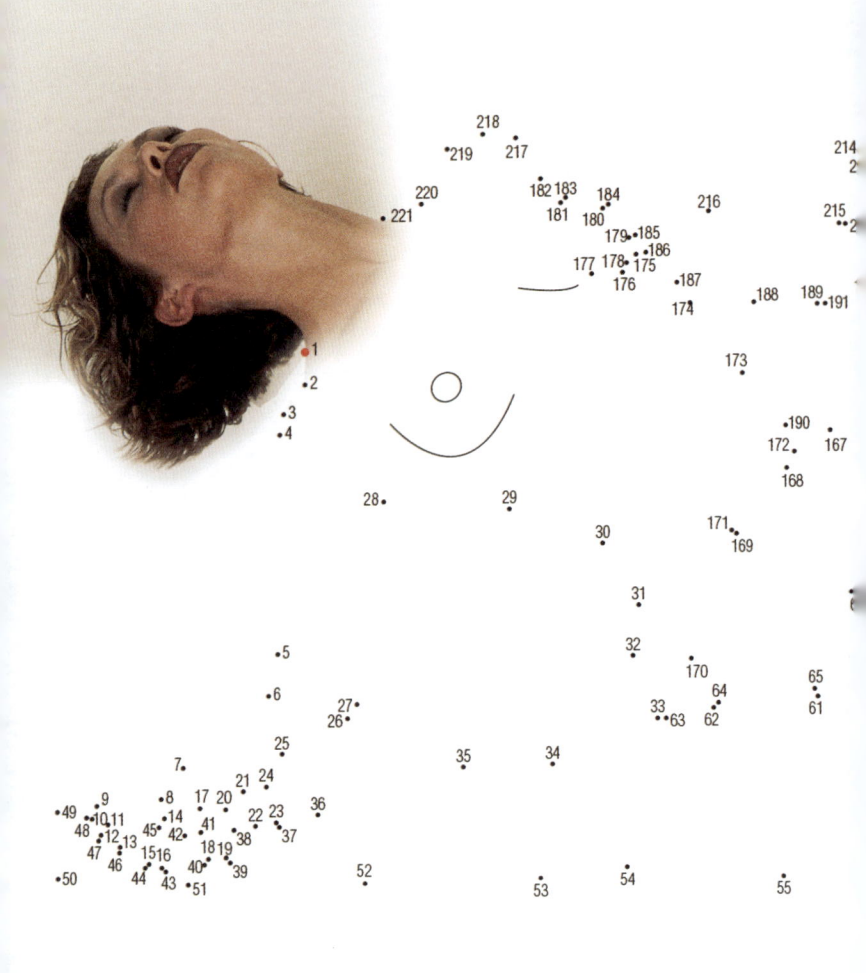

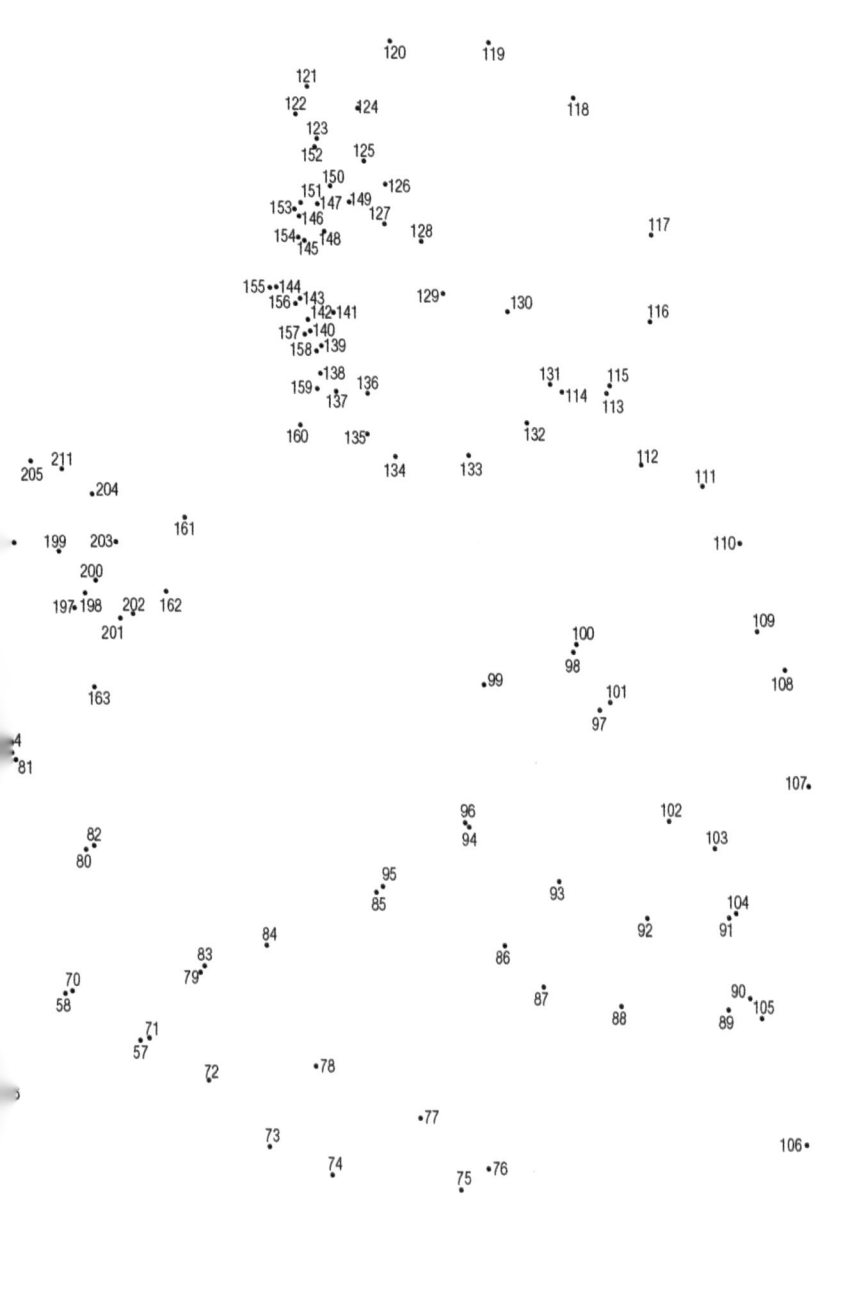

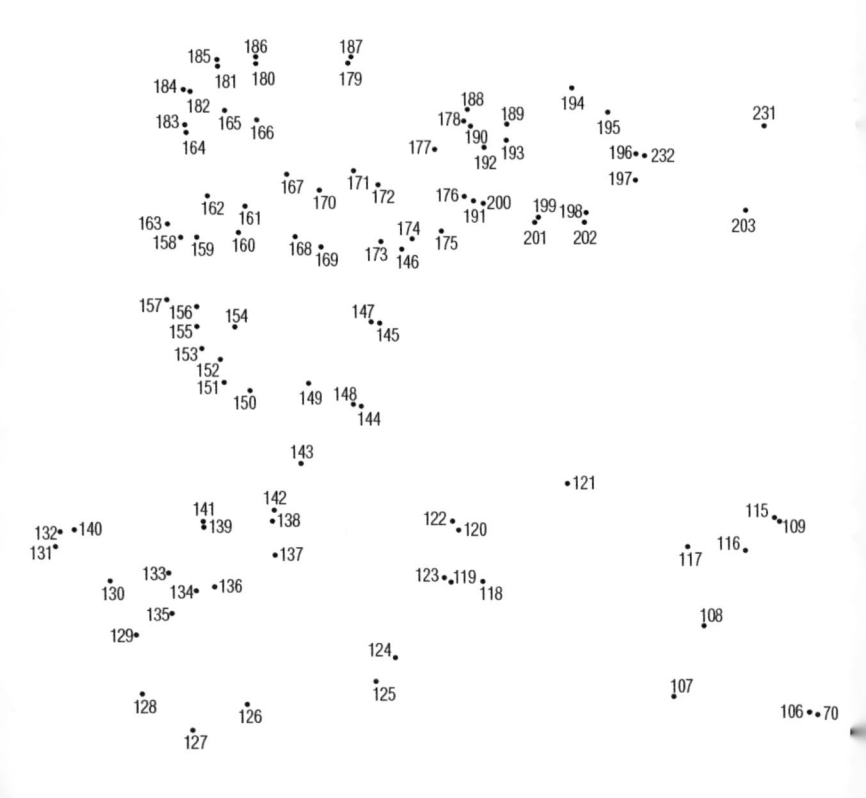

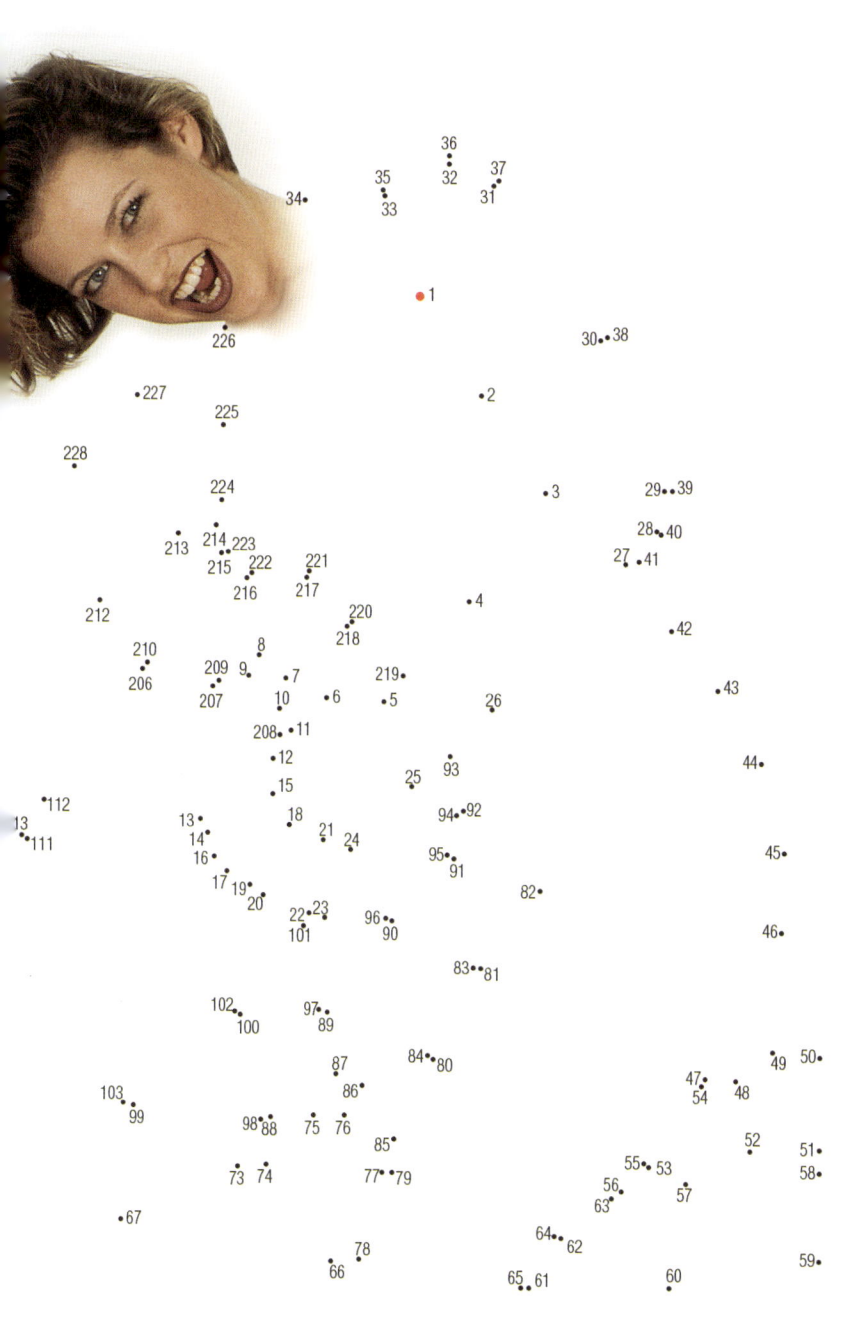

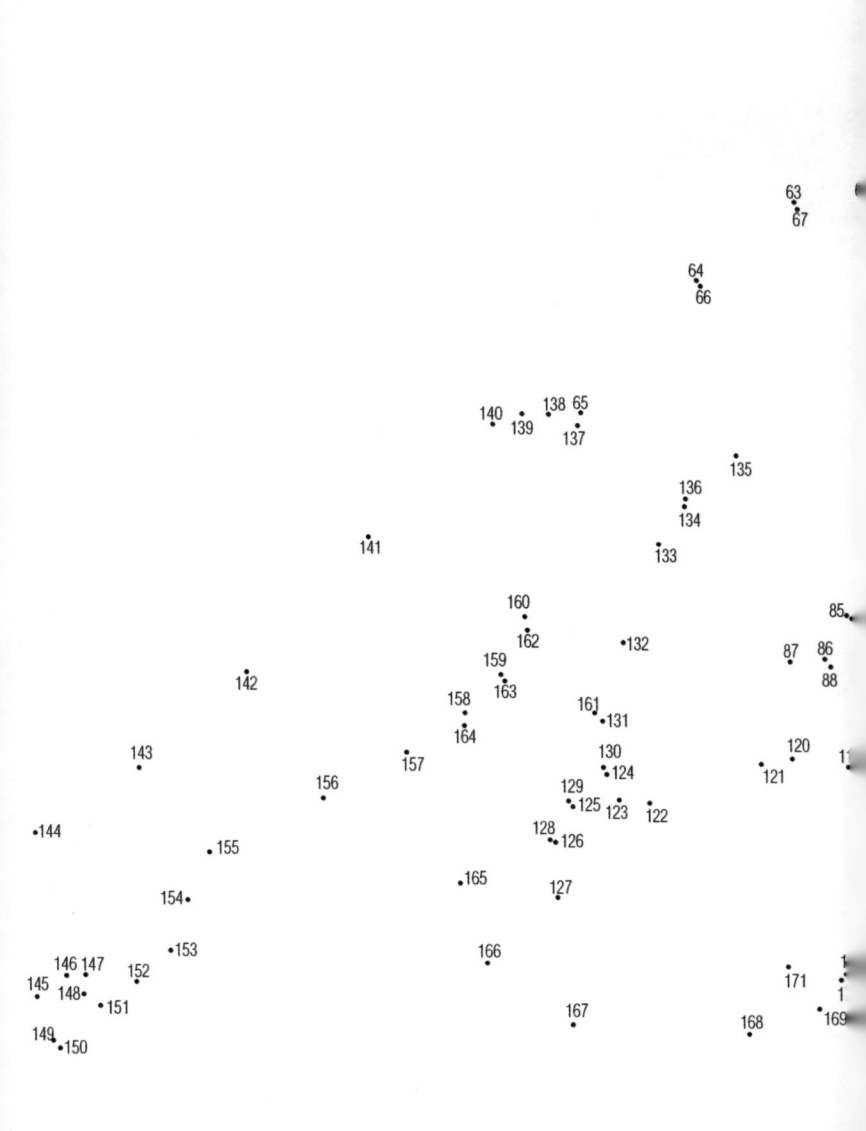

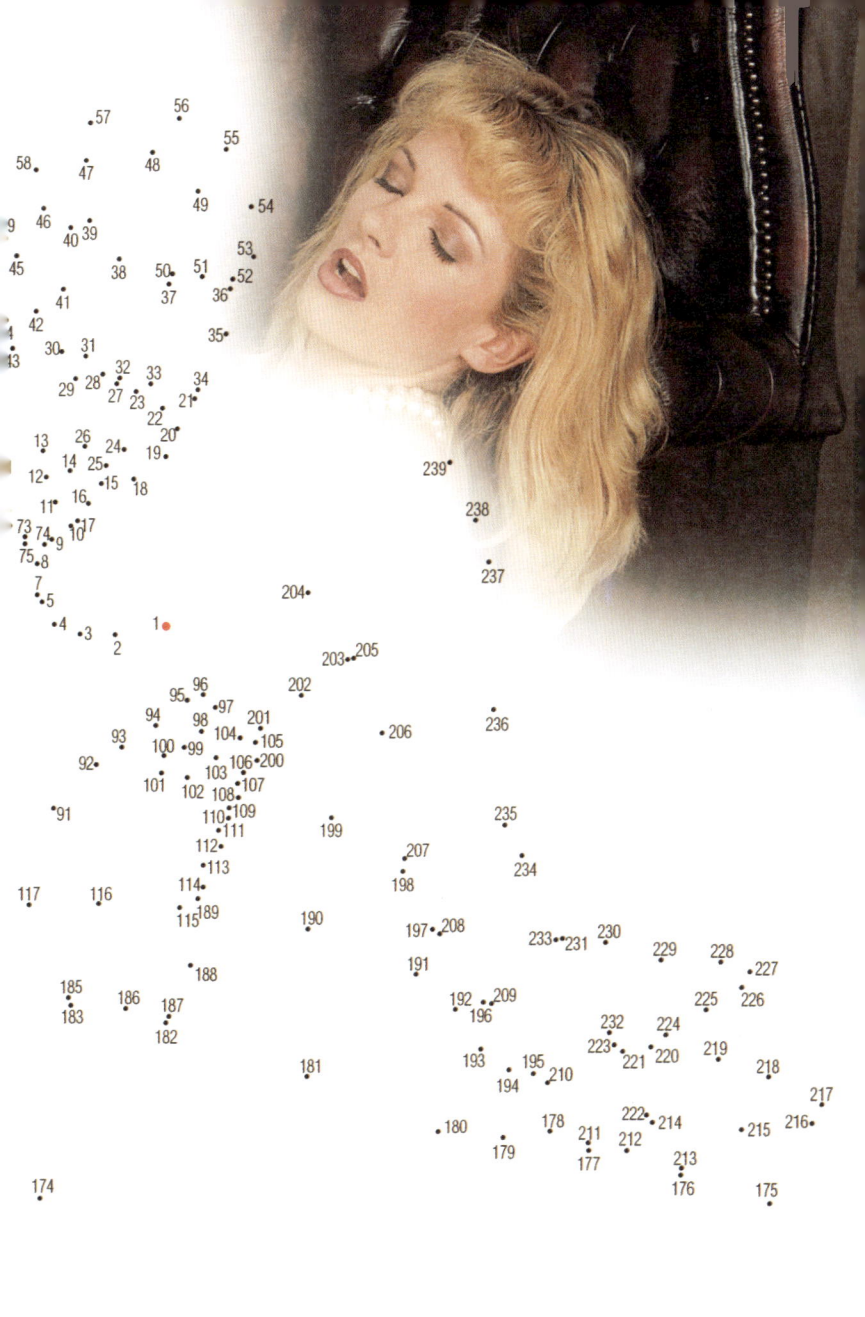

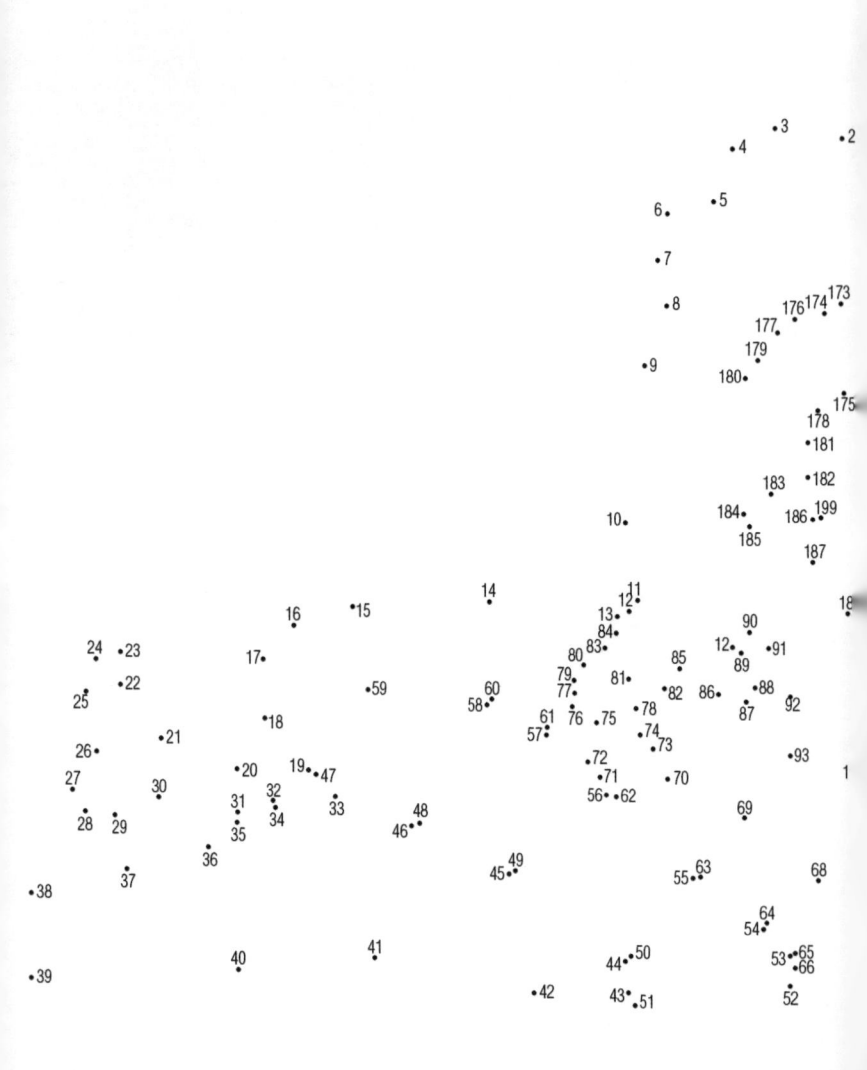

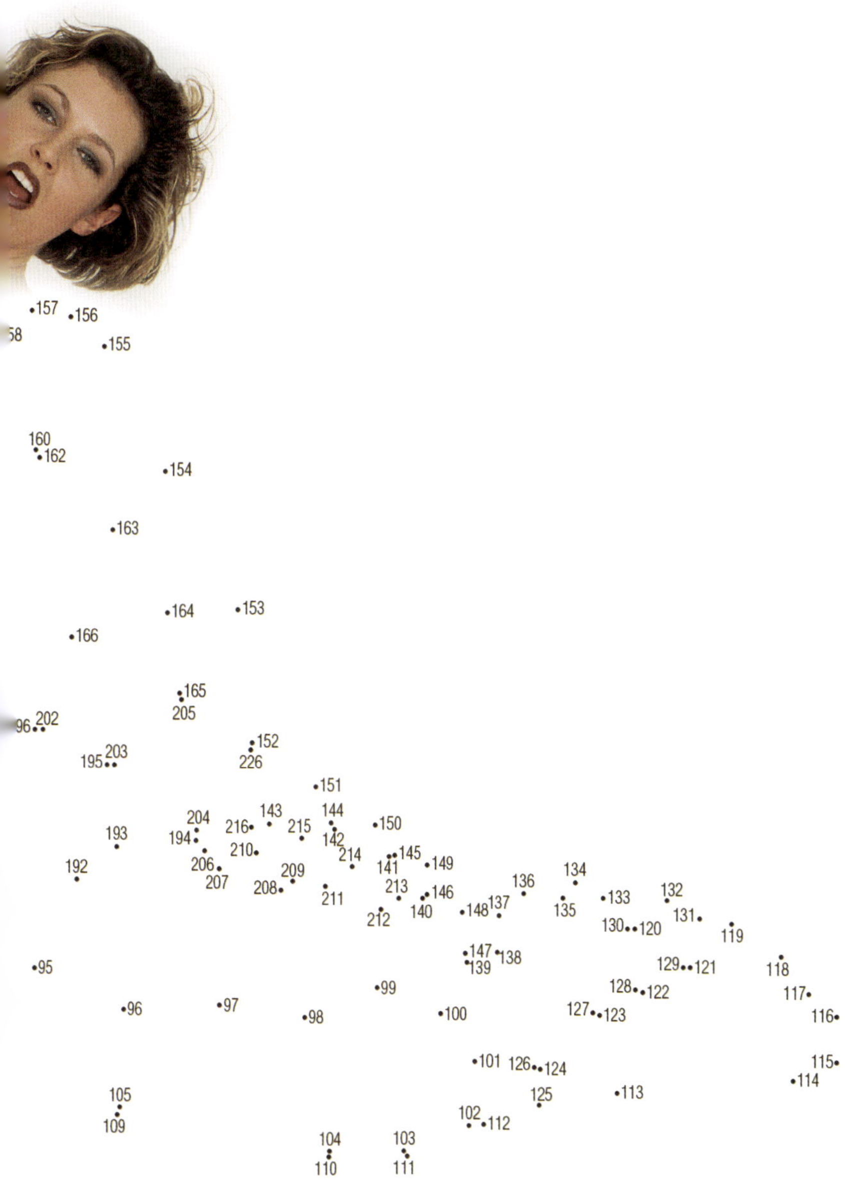

157 156
58
155
160 162
154
163
164 153
166
165
205
96 202
195 203
152
226
151
143 144 150
204 216 215
193
194 142
210 214 145 149
192 206 141
207 209 213 146 136 134
208 211 140 148 137 135 133 132
212 130 120 131
119
147 138
139
129 121 118
95
99 128 122 117
96 97 98 100 127 123 116
101 126 124 115
114
105 125 113
109 102 112
104 103
110 111

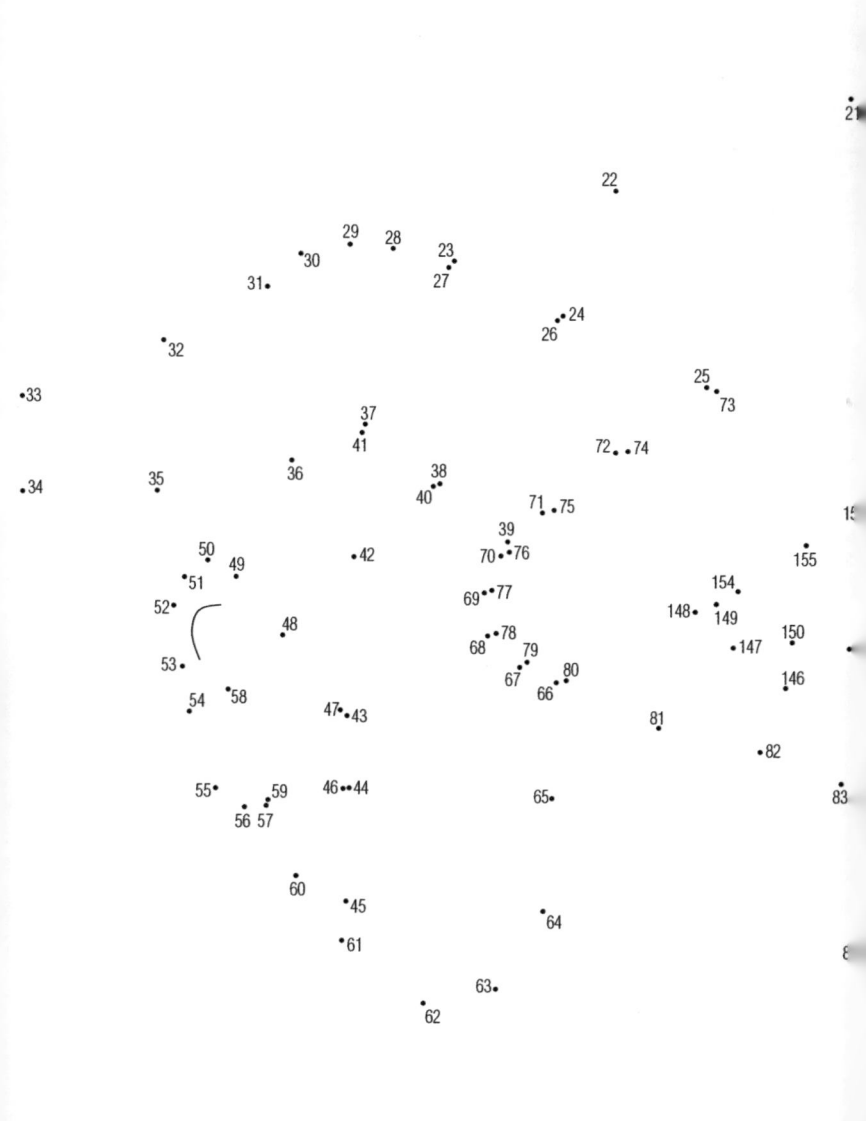

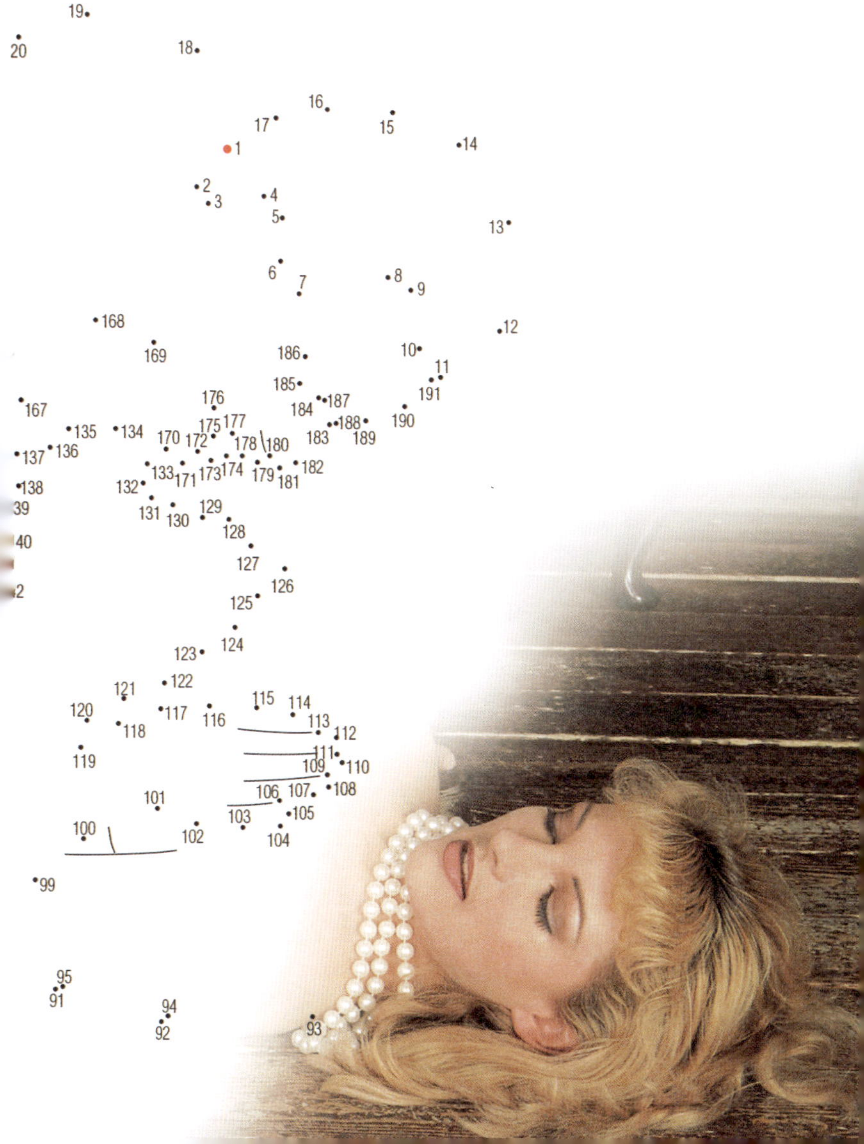
19
20
18
16
17
15
1
14
2
4
3
5
13
6
8
7
9
168
12
169
186
10
11
185
191
167
176
187
184
177
188
190
135
134
175
170
172
178
180
183
189
137
136
182
133
174
173
171
179
181
138
132
39
129
131
130
128
40
127
126
125
124
123
122
121
115
114
120
117
116
113
112
118
111
119
109
110
106
107
108
101
105
103
100
102
104
99
95
91
94
92
93

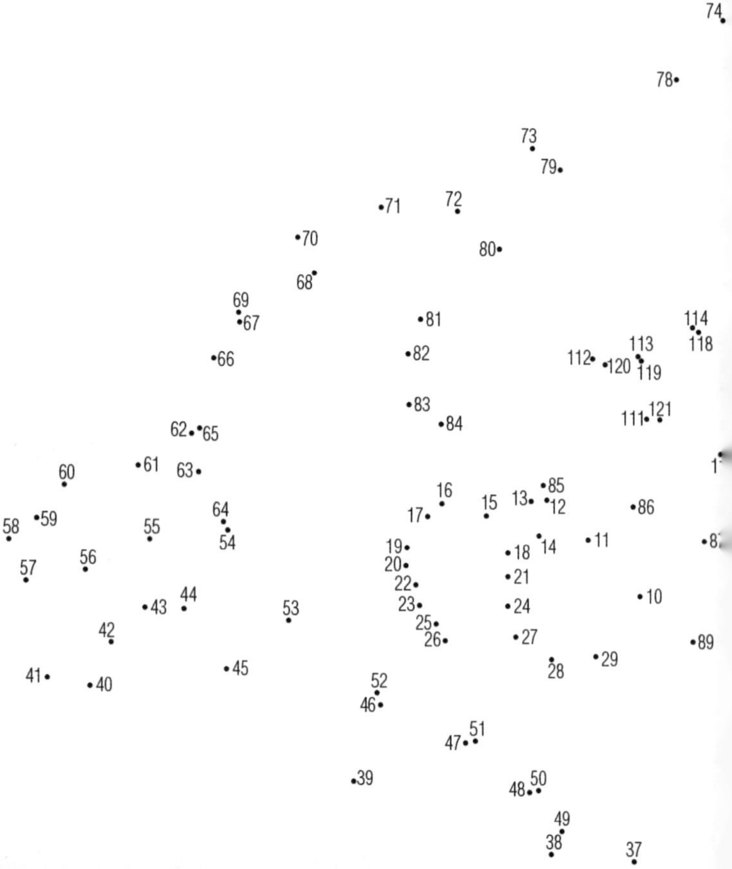

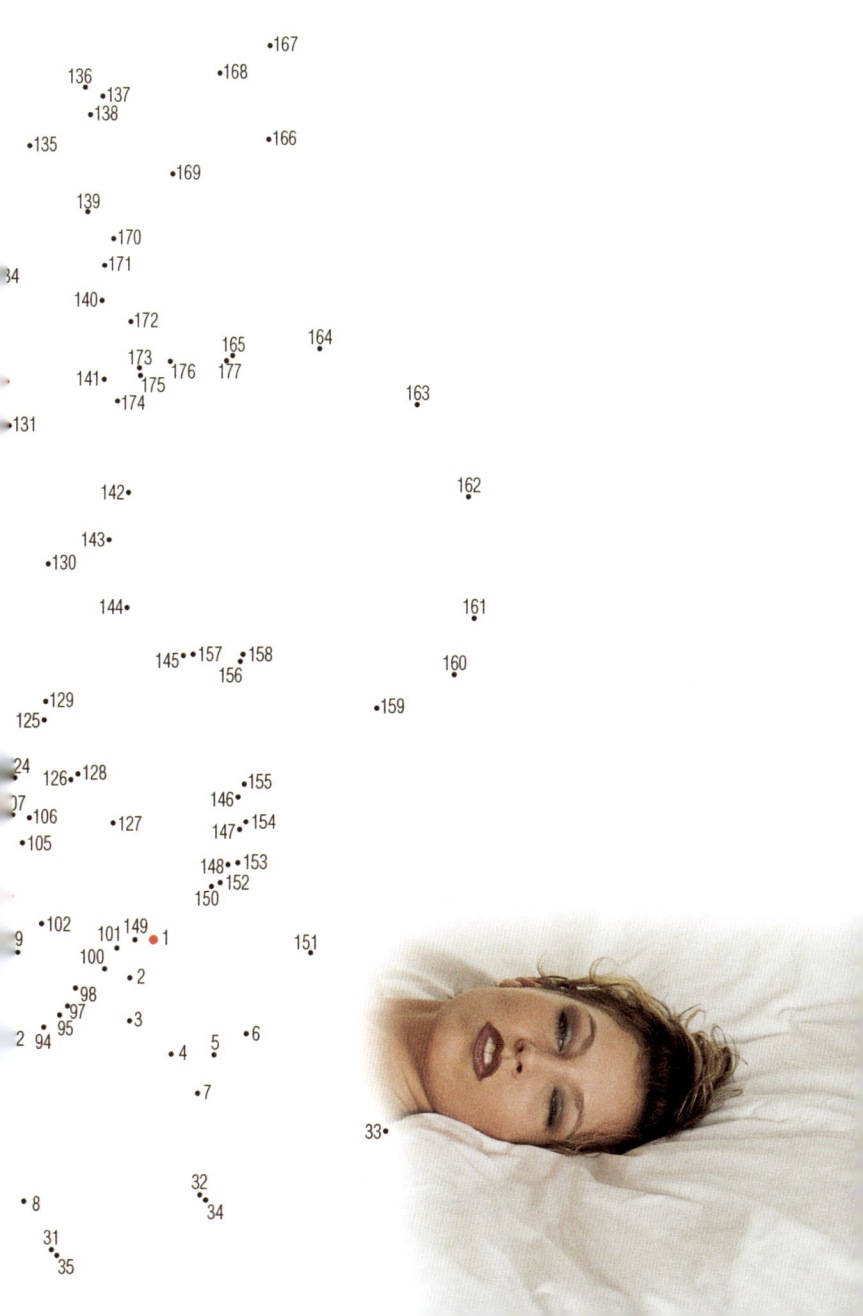

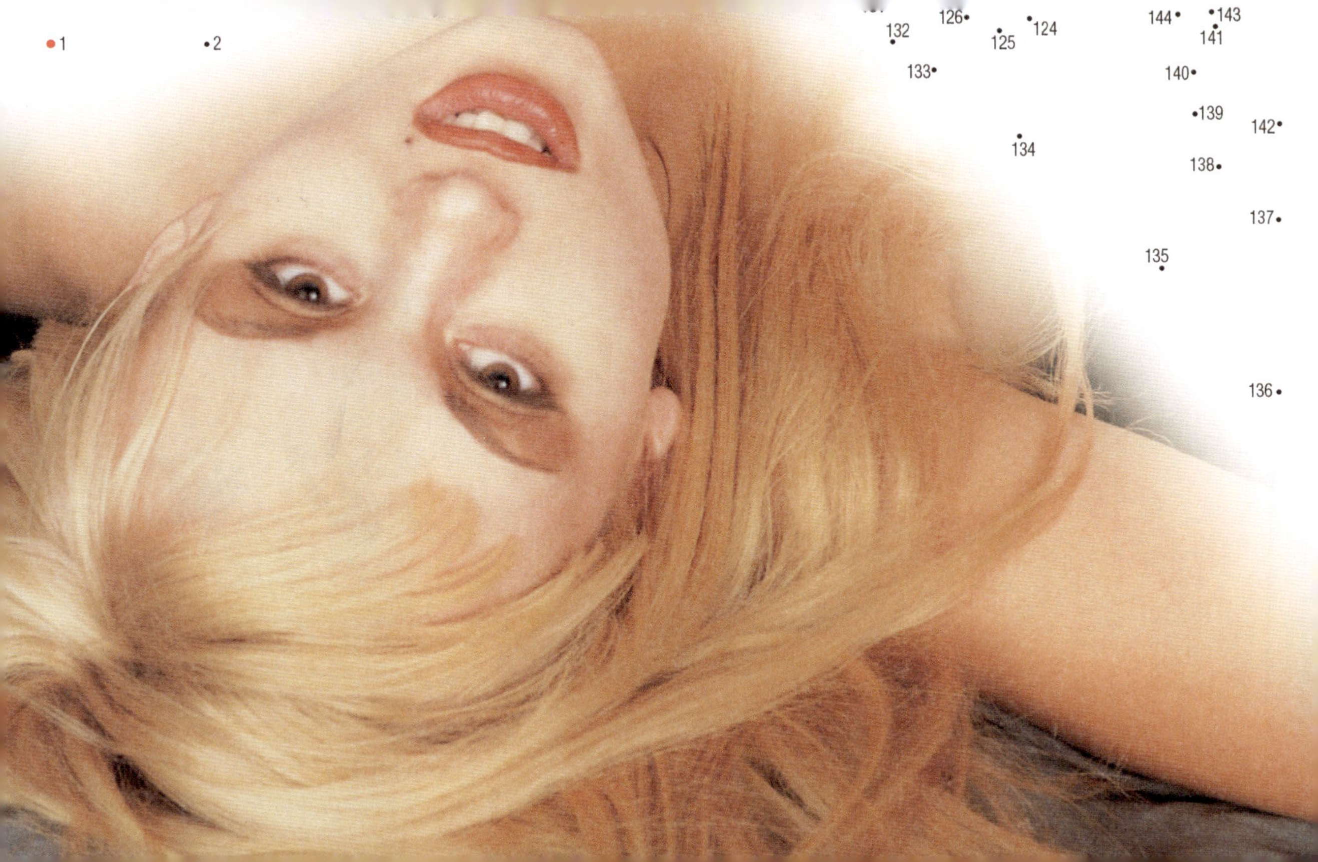
1
2
126
132
124
125
133
144
143
141
140
139
142
134
138
137
135
136

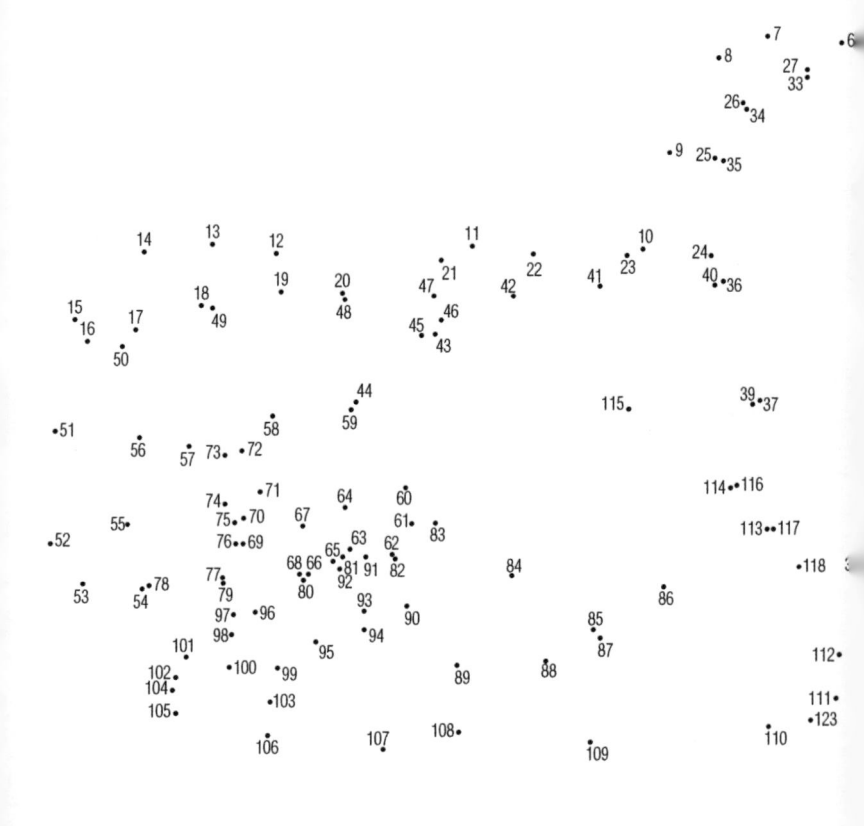

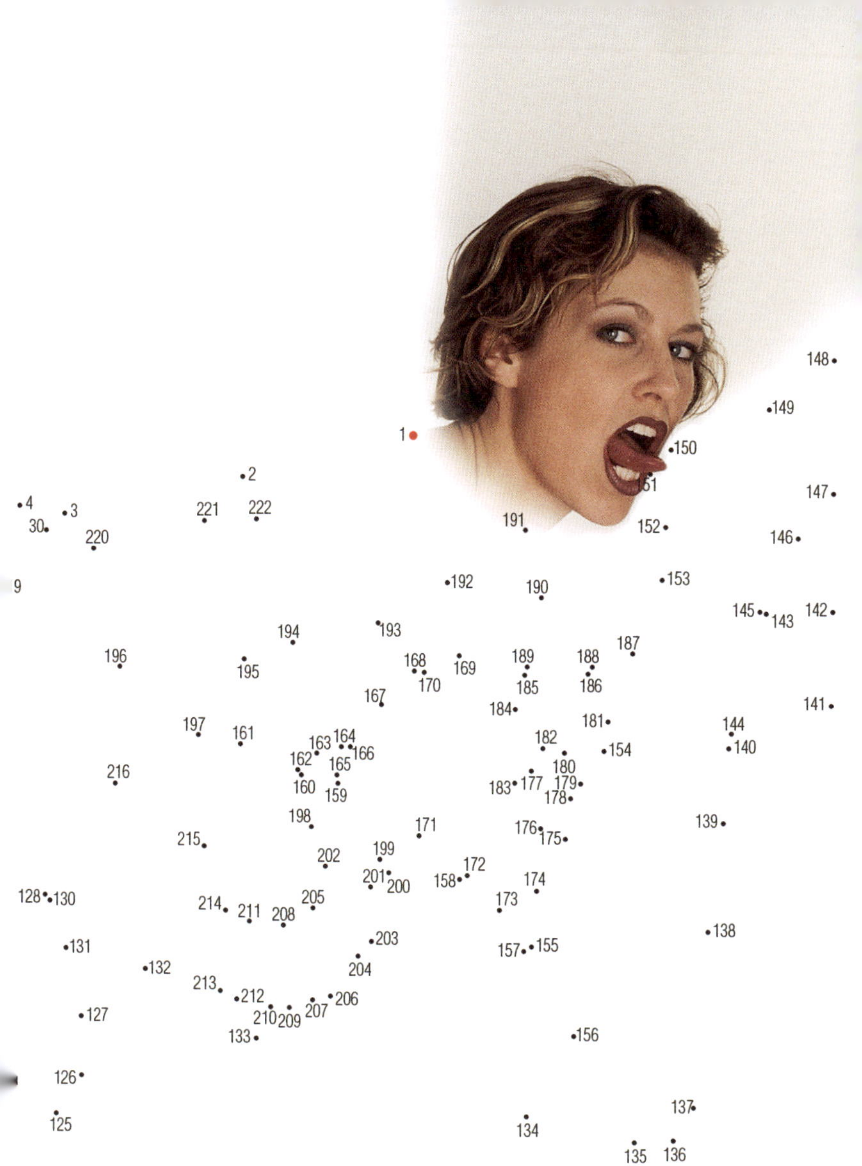

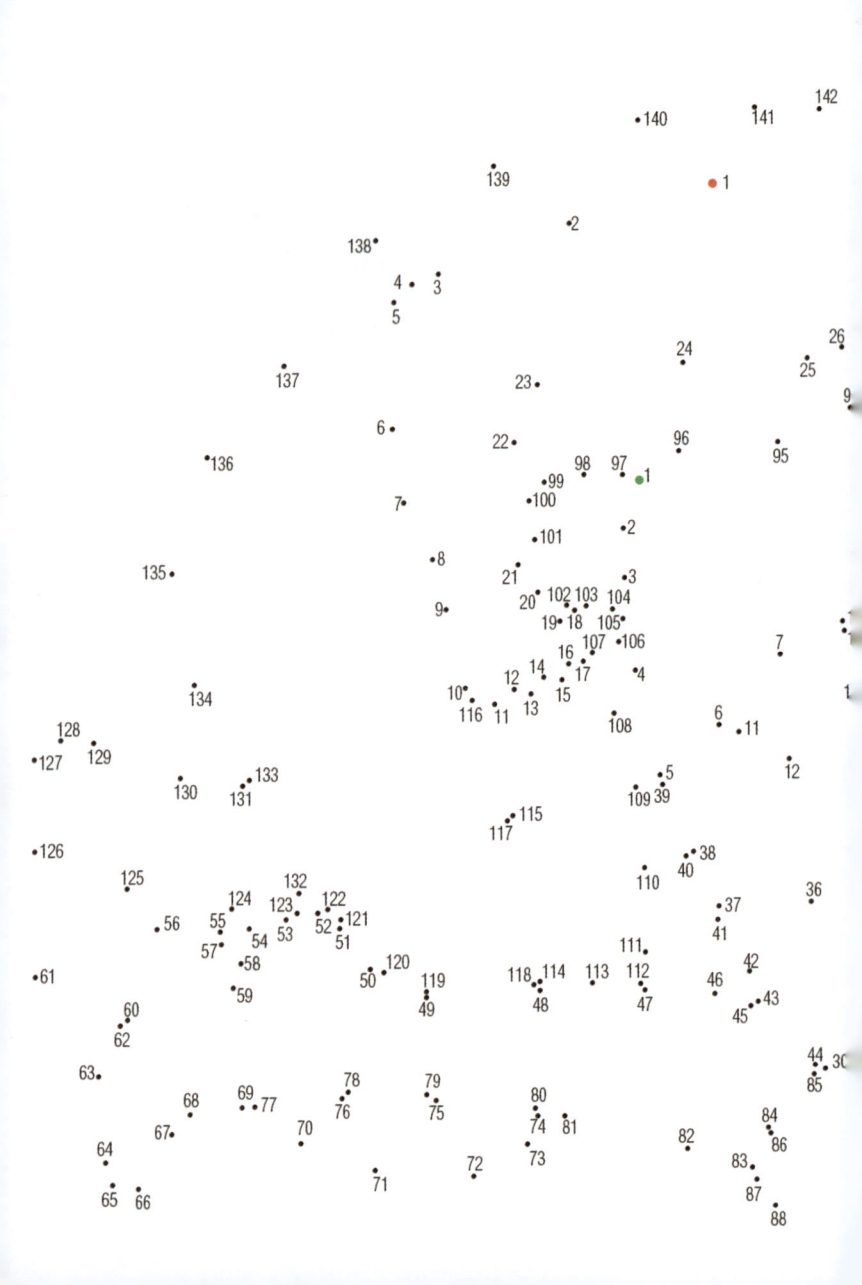

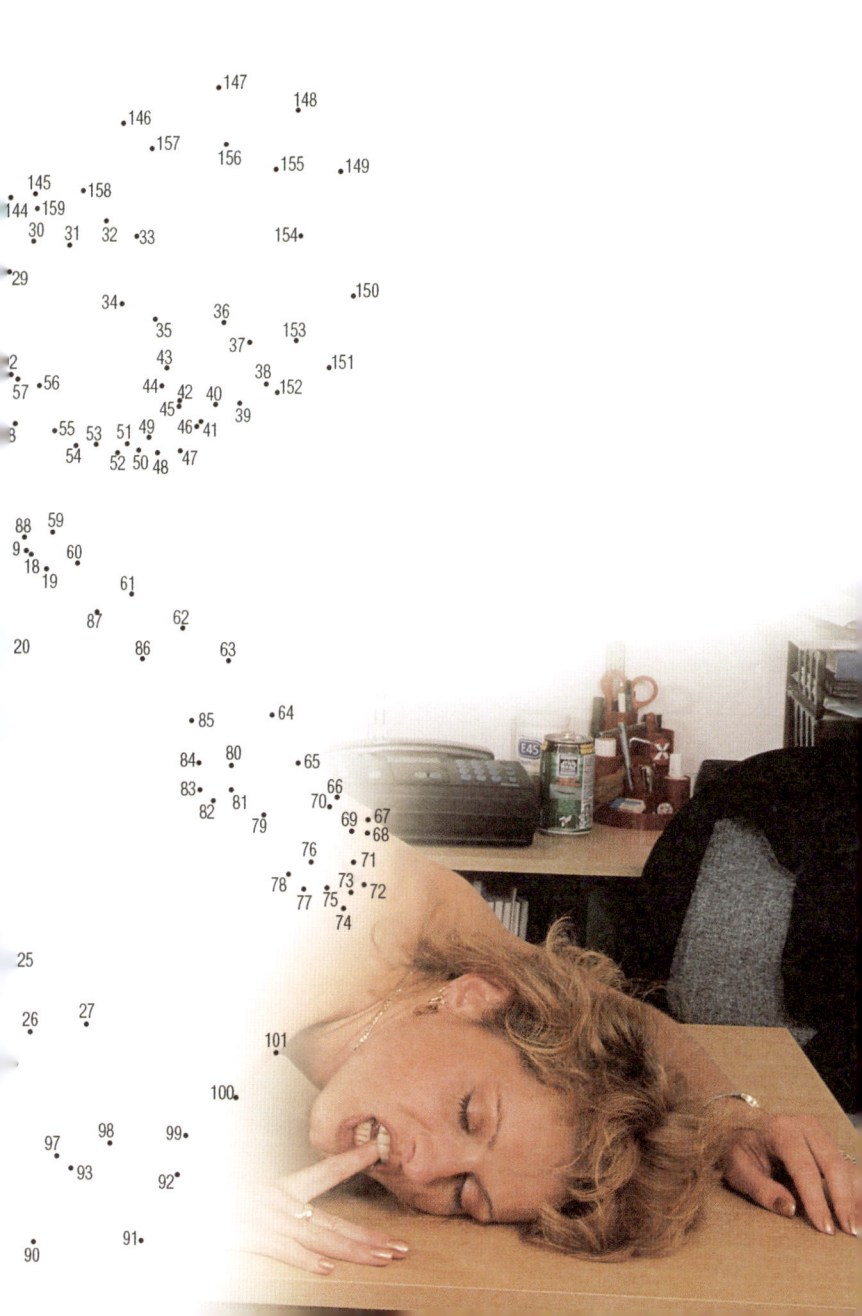

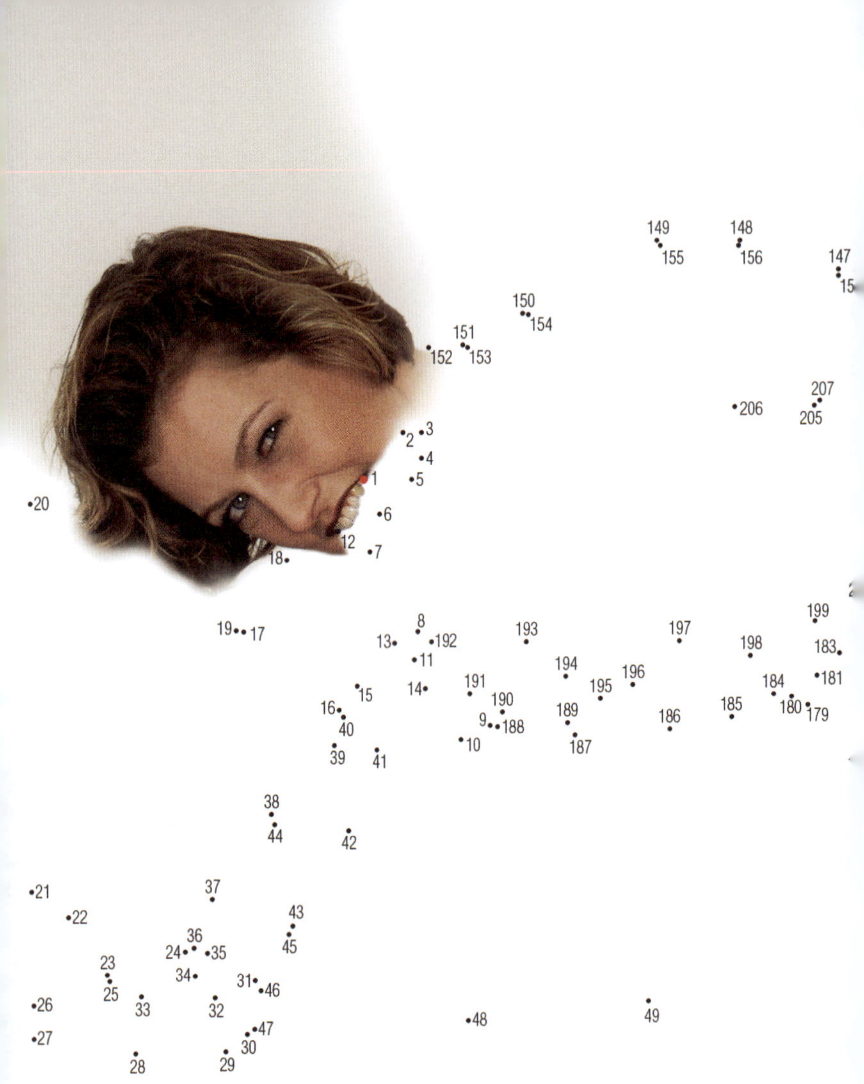
149 148
155 156 147
15
150
154
151
152 153
207
206
205
2 3
4
1 5
20
6
12 7
18
199
8
19 17 193 197
13 192 198 183
11
194 181
196
191 184
14 195
15 190
185 180 179
16 189
9 188 186
40
10
187
39
41
38
44 42
21 37
22 43
36
45
24 35
23
34
31 46
25
26 33 32 49
48
47
27 30
28 29

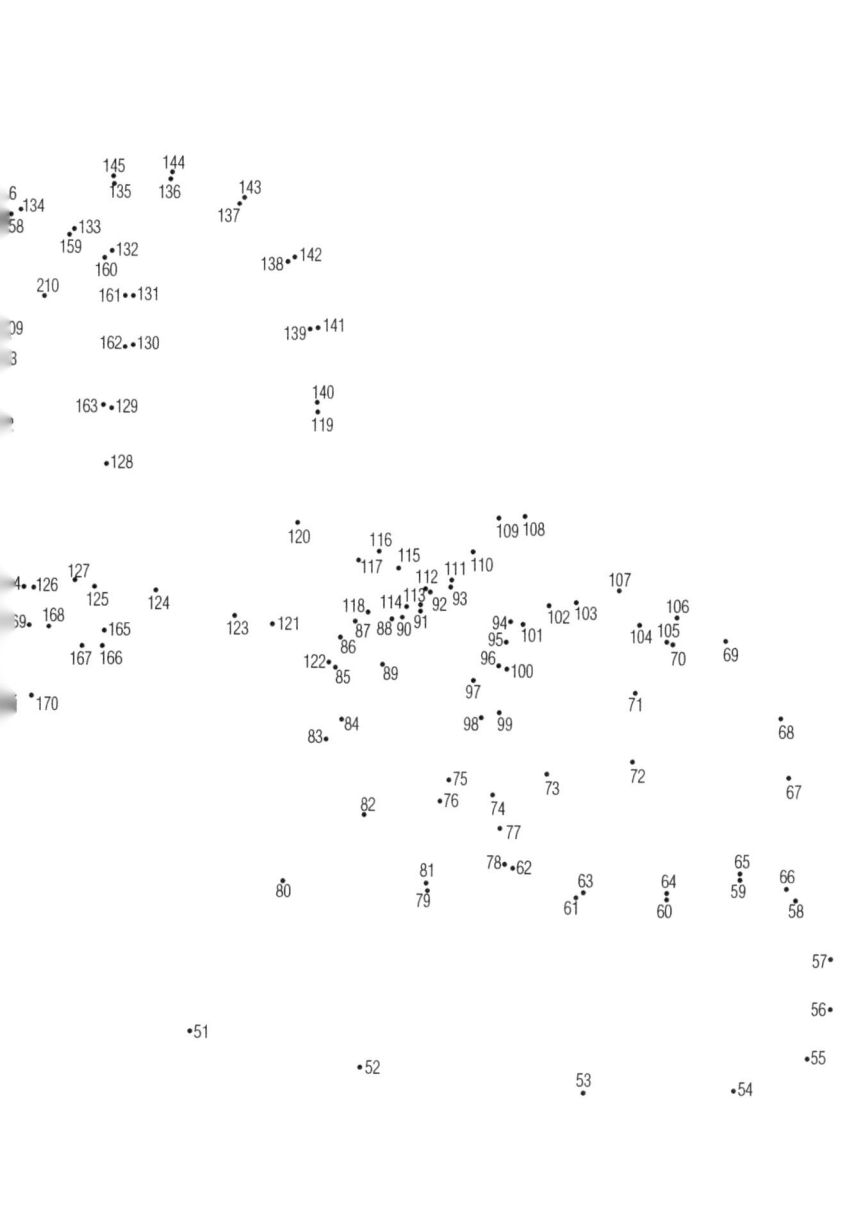

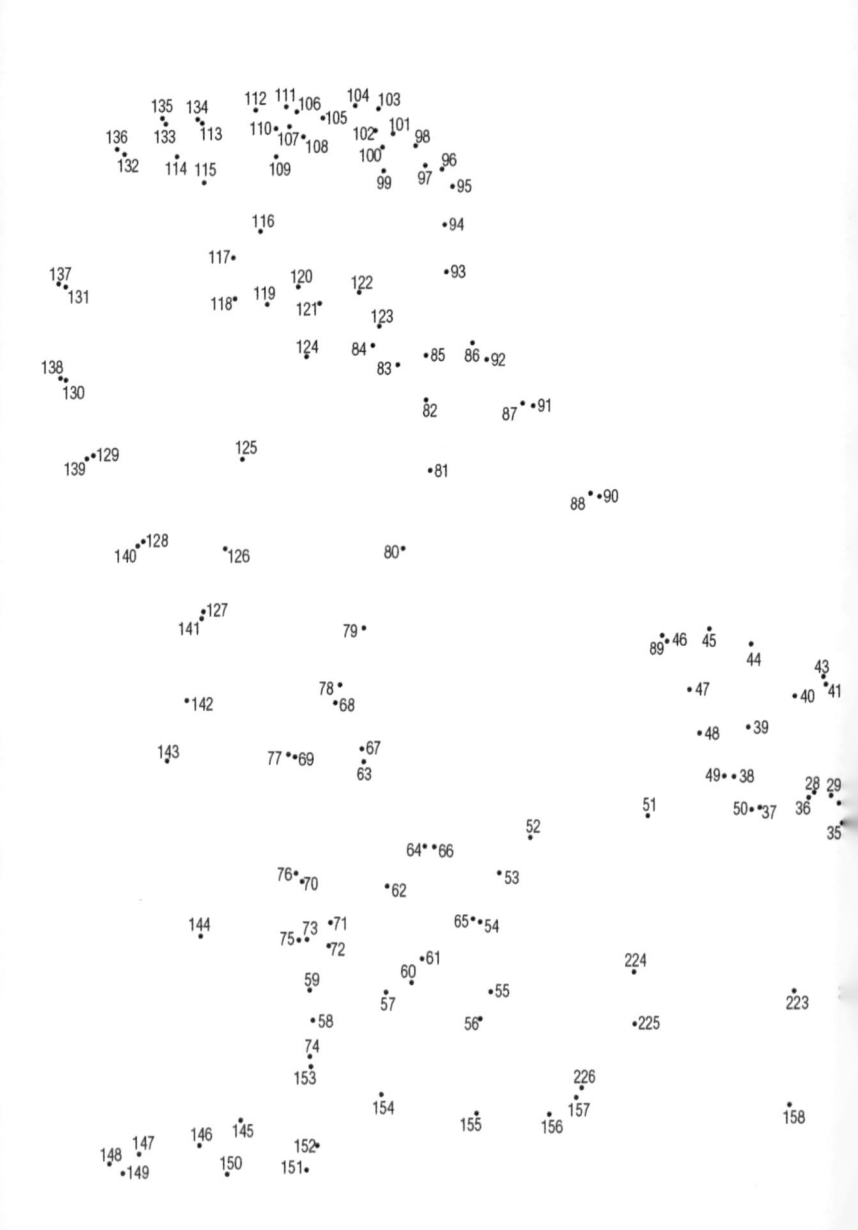

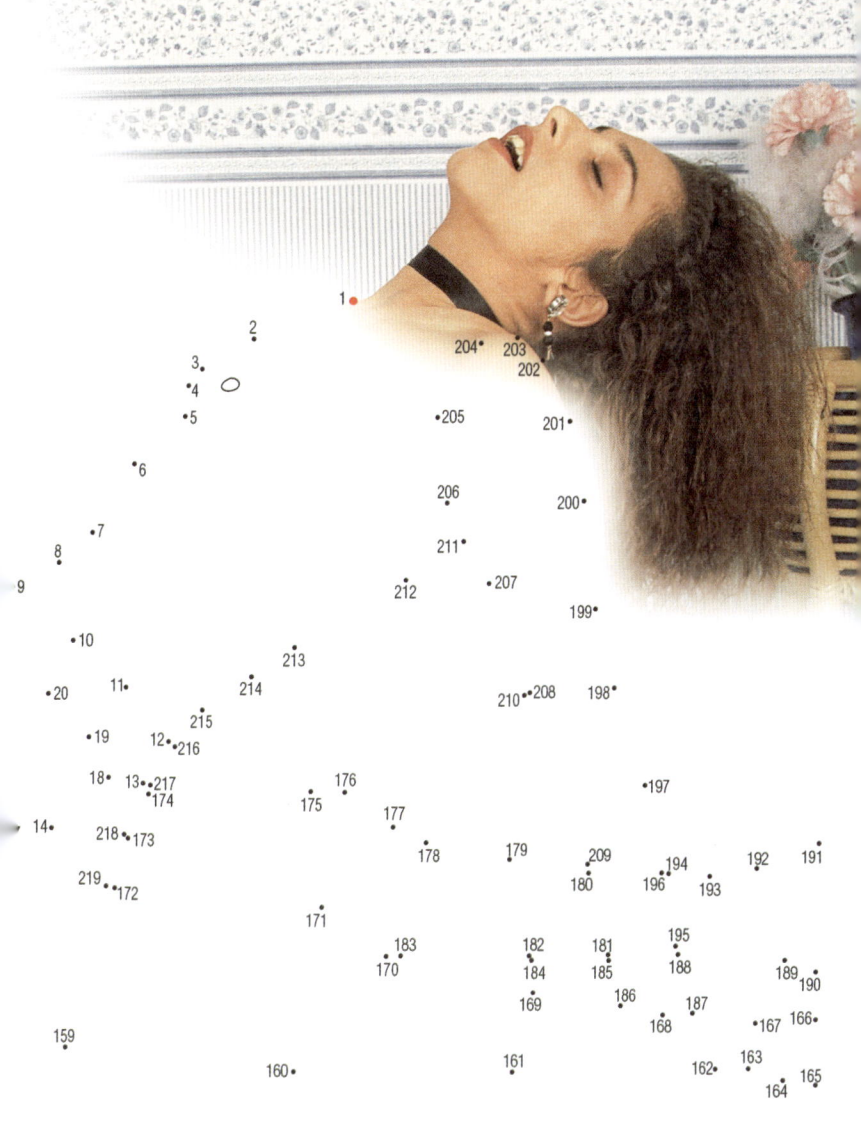

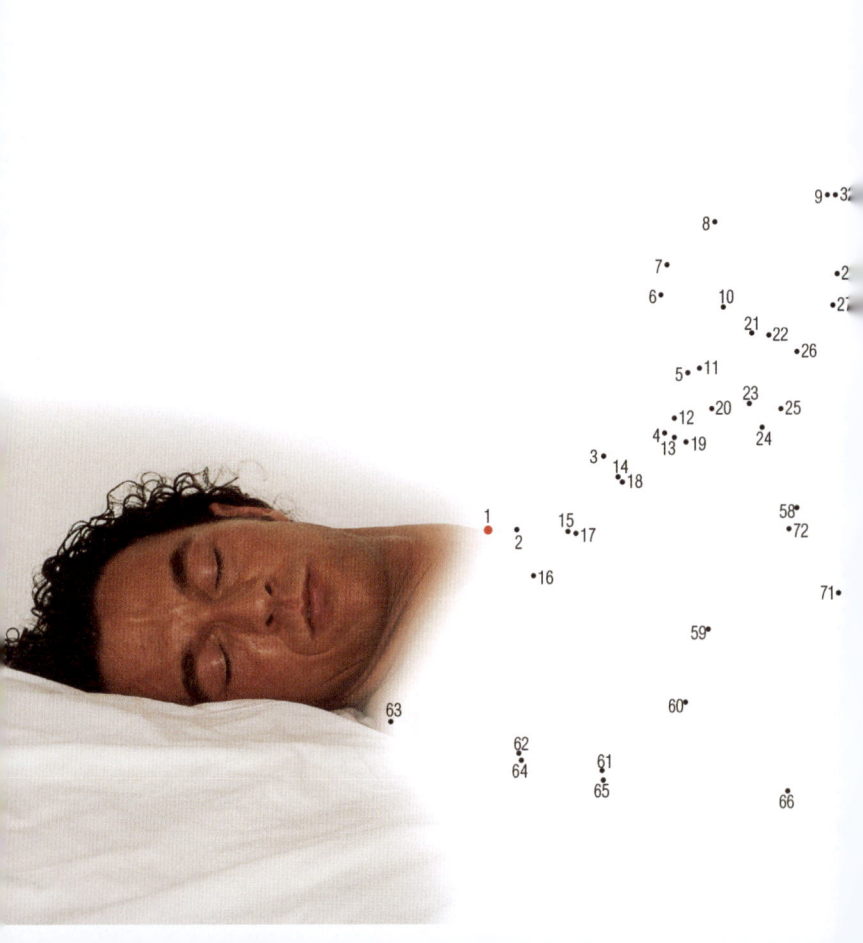

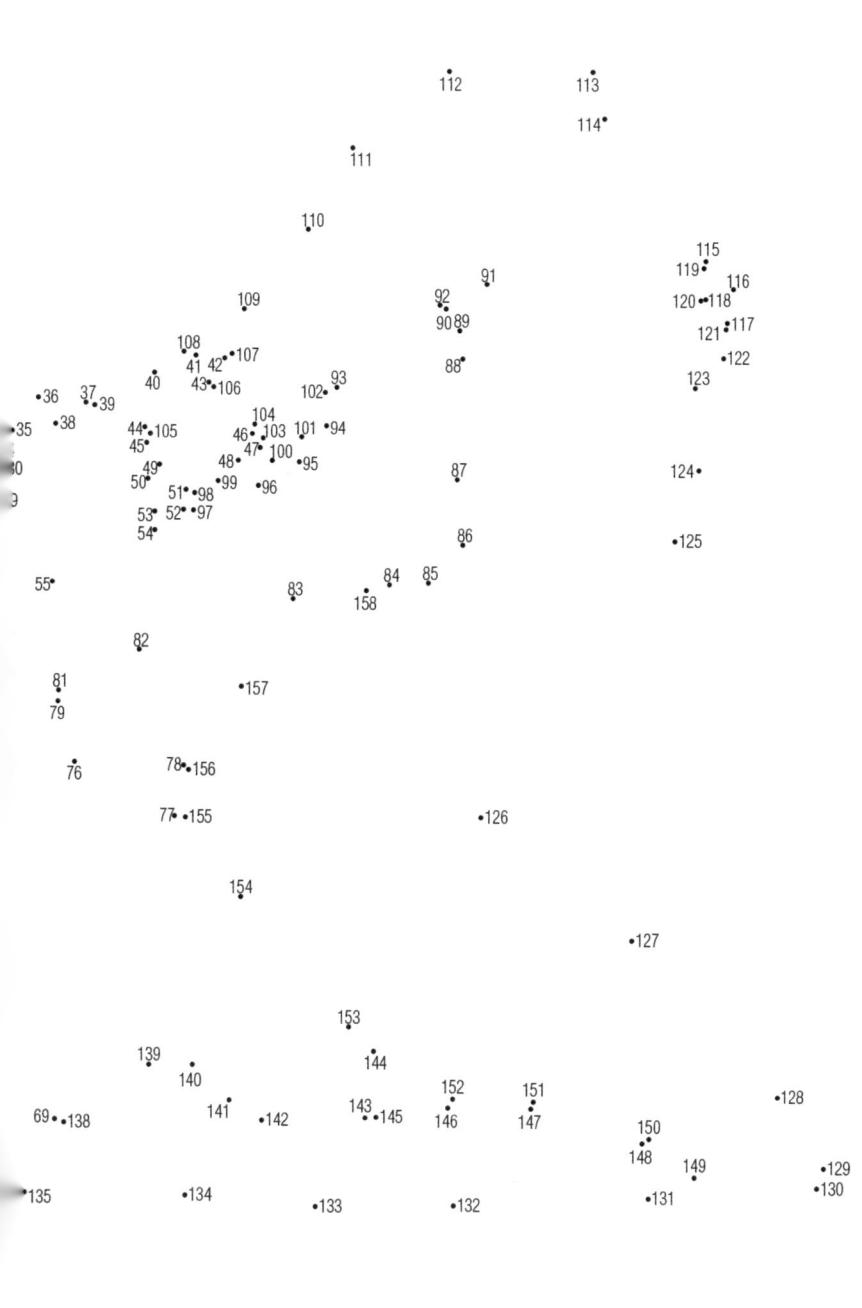

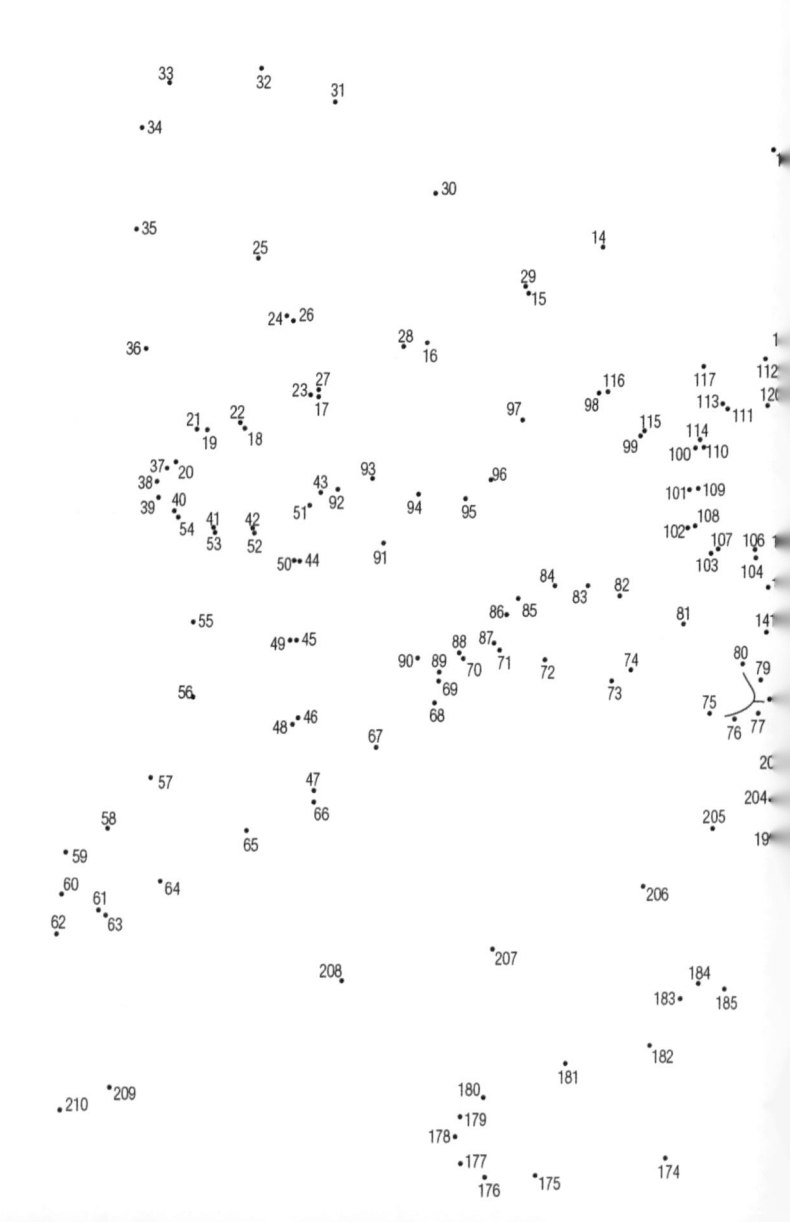

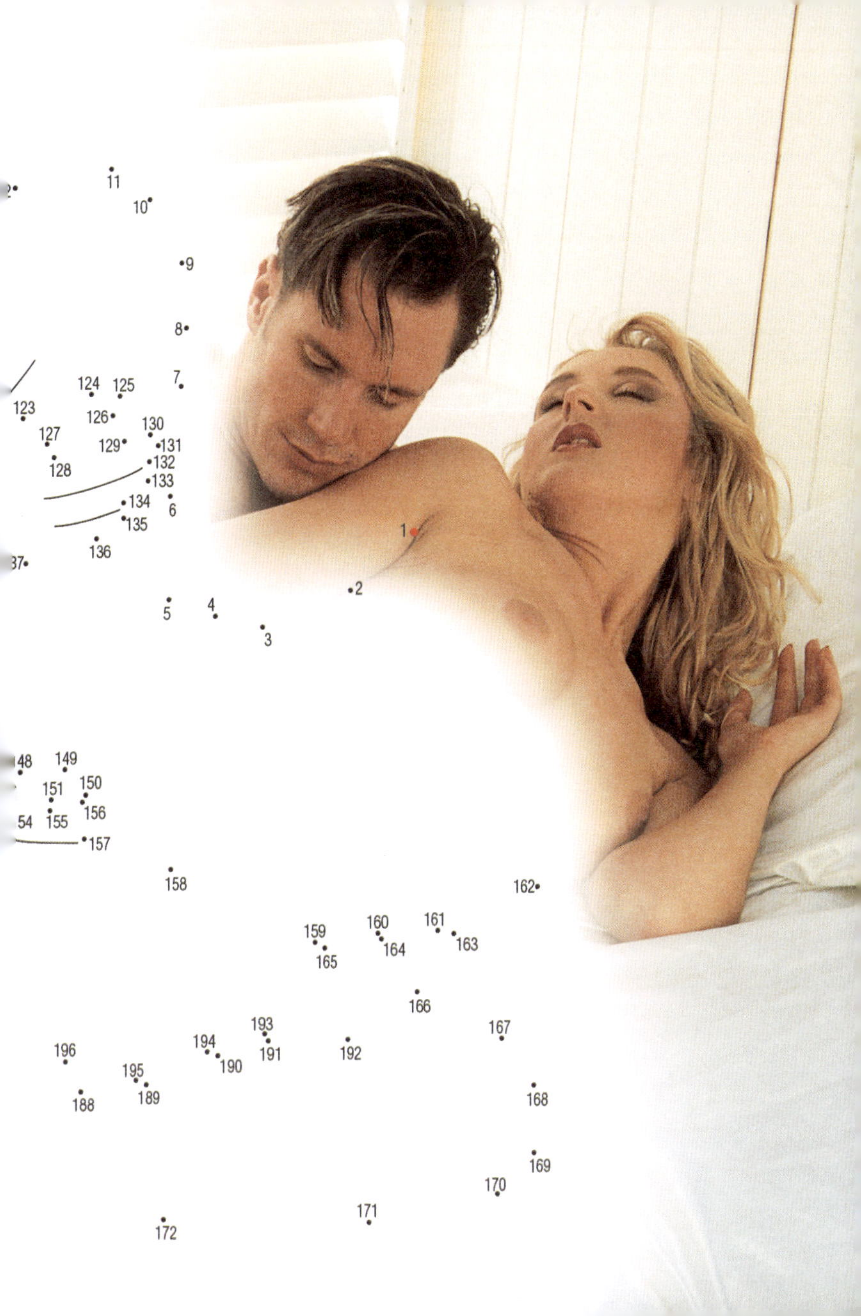
11
10
9
8
7
124
125
123
126
130
127
129
131
128
132
133
134
6
135
136
37
1
2
4
5
3
48
149
150
151
156
54
155
157
158
162
159
160
161
164
163
165
166
193
167
194
196
191
192
190
195
189
188
168
169
170
171
172

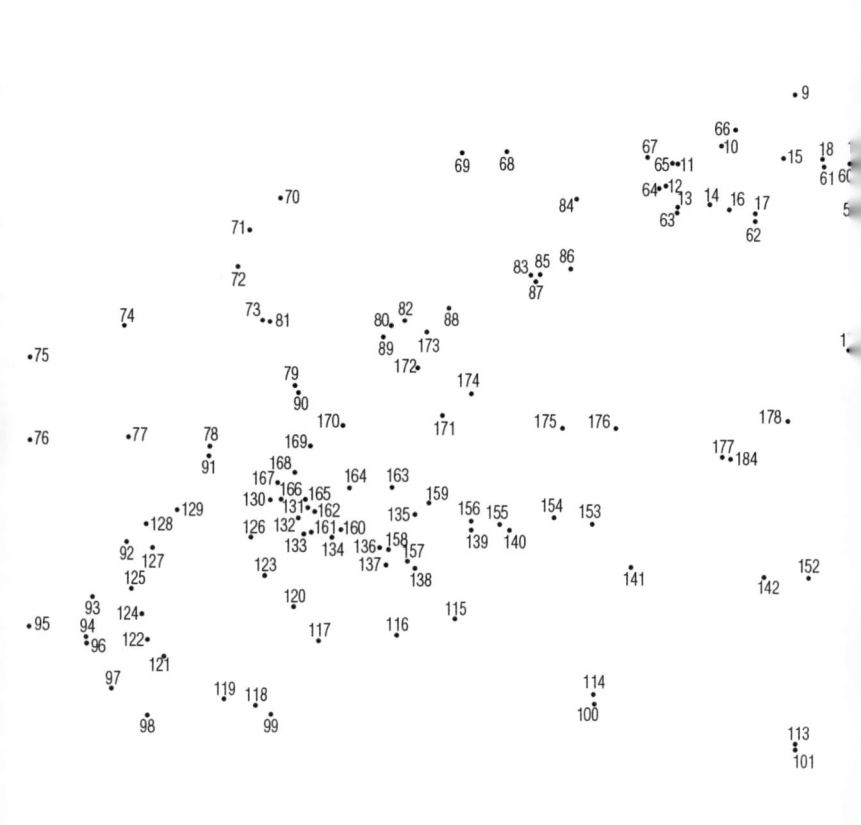

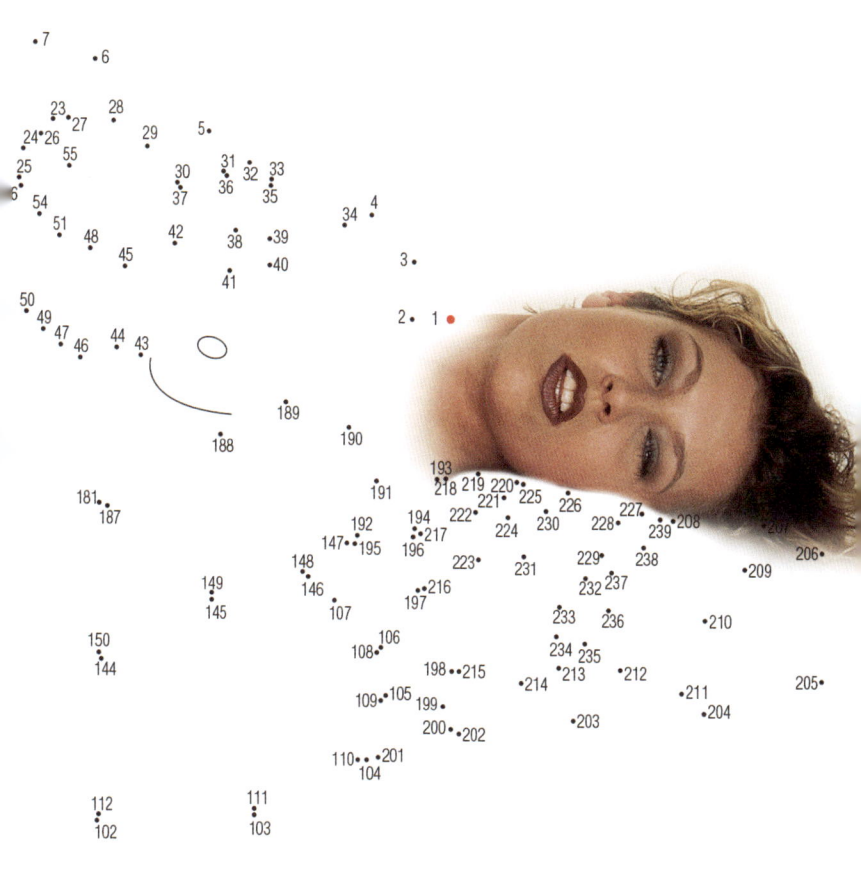

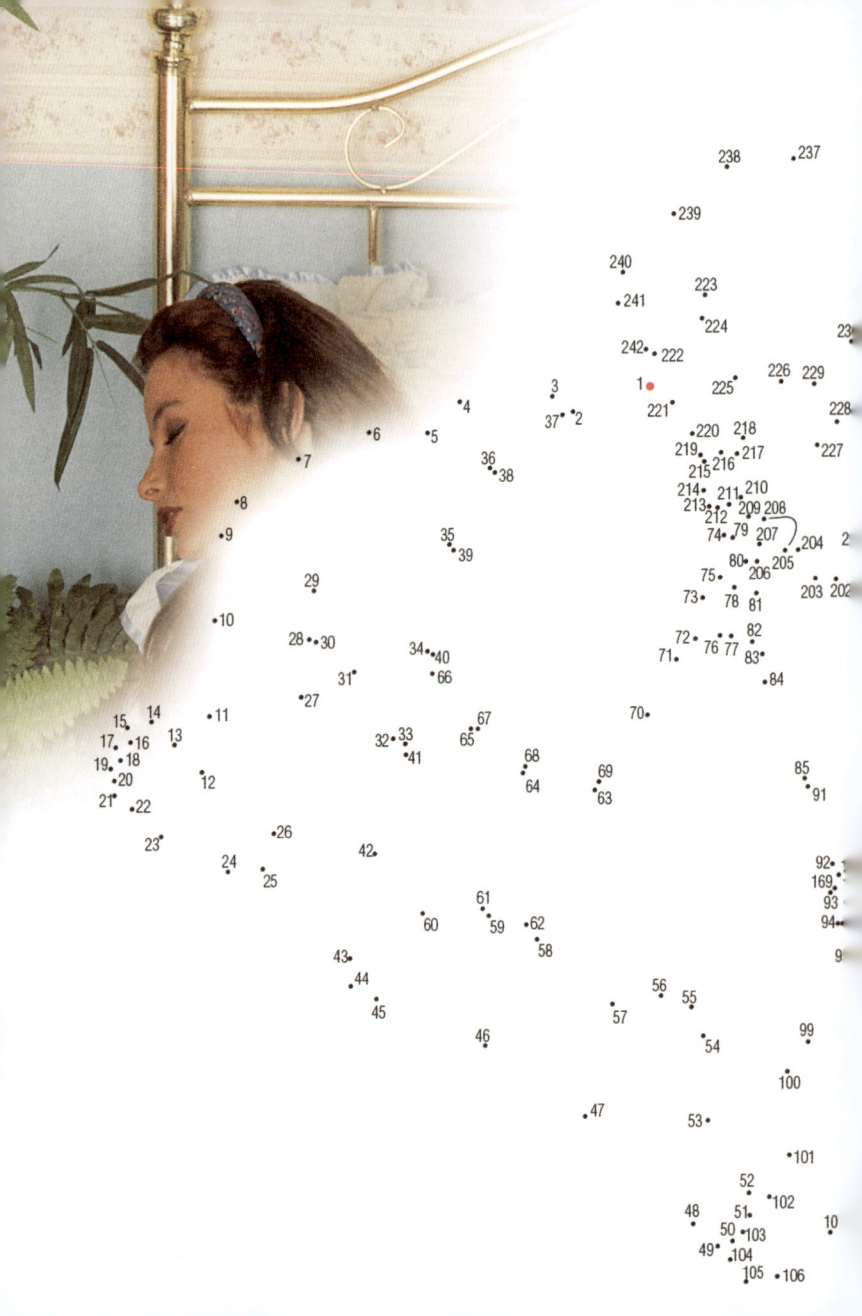

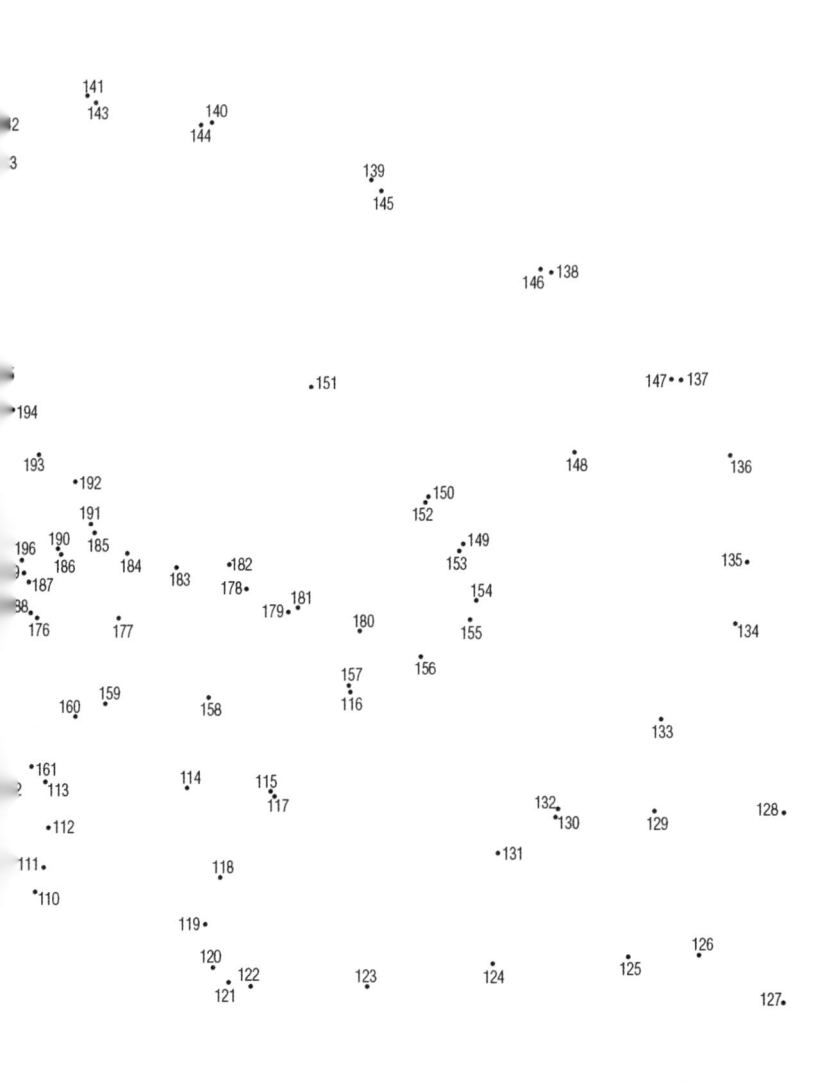

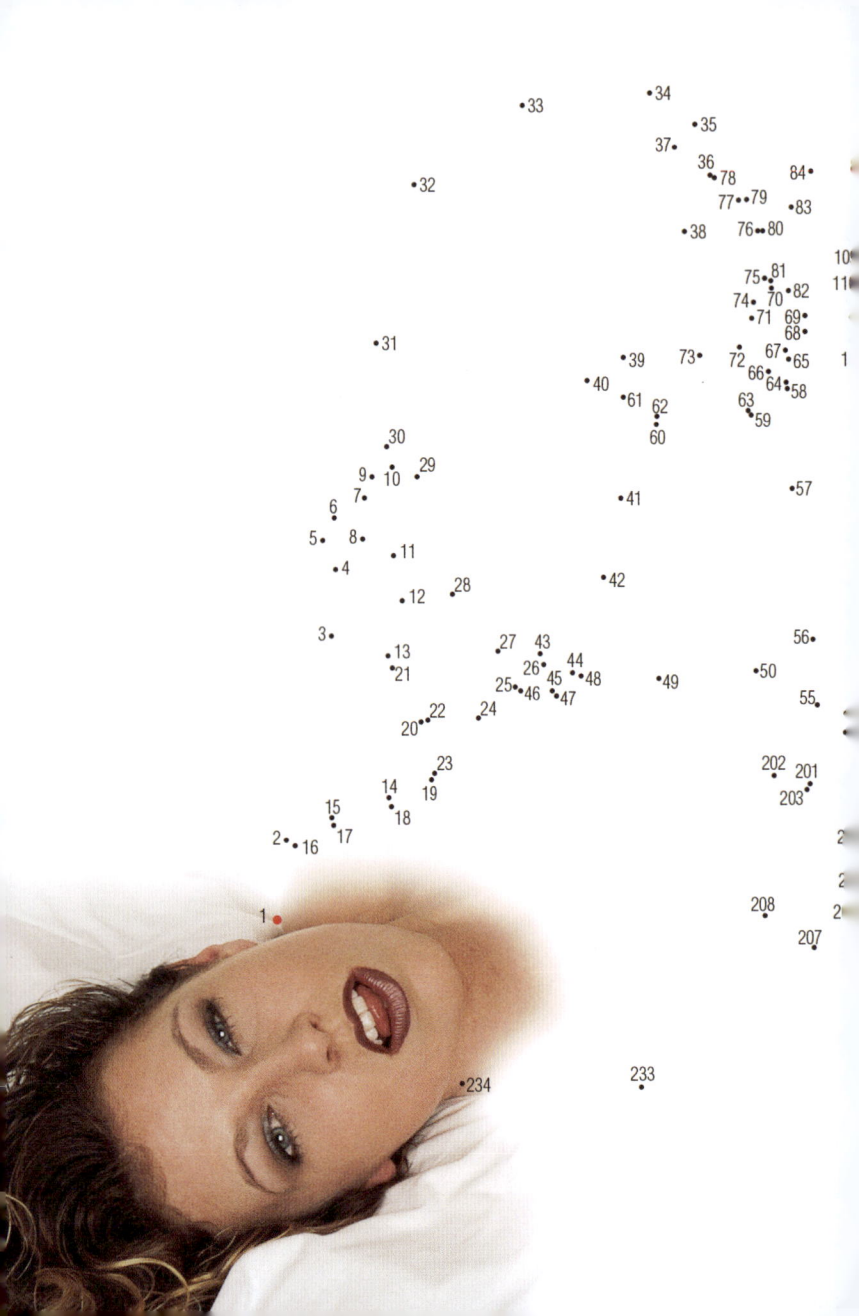

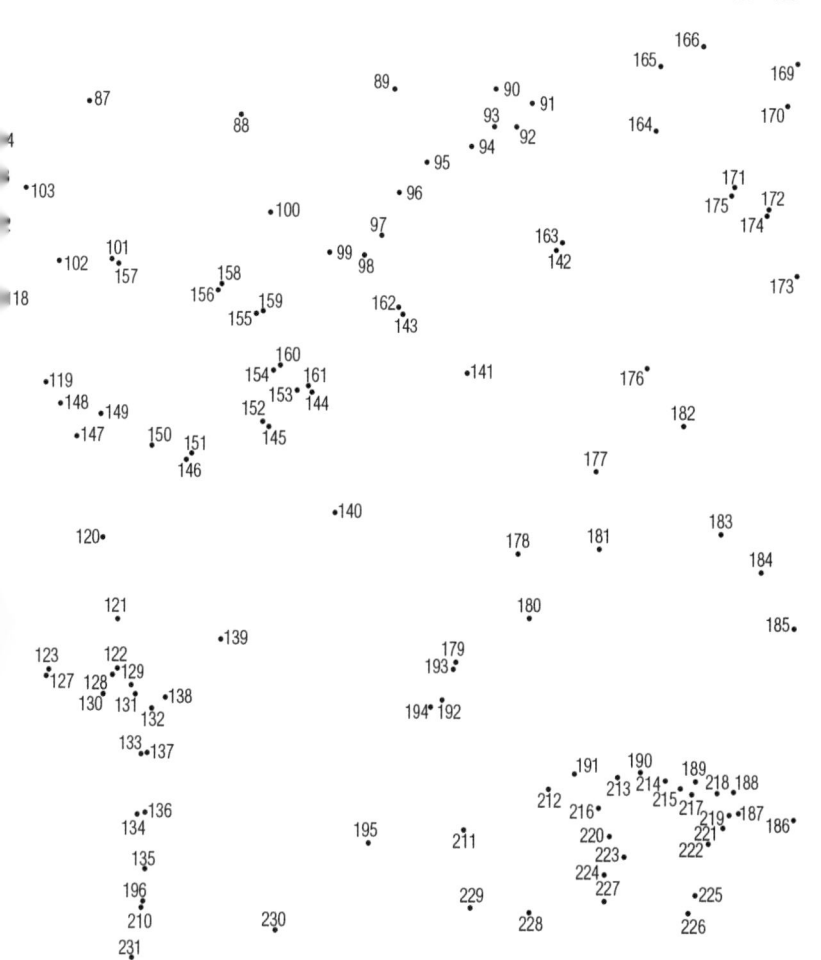

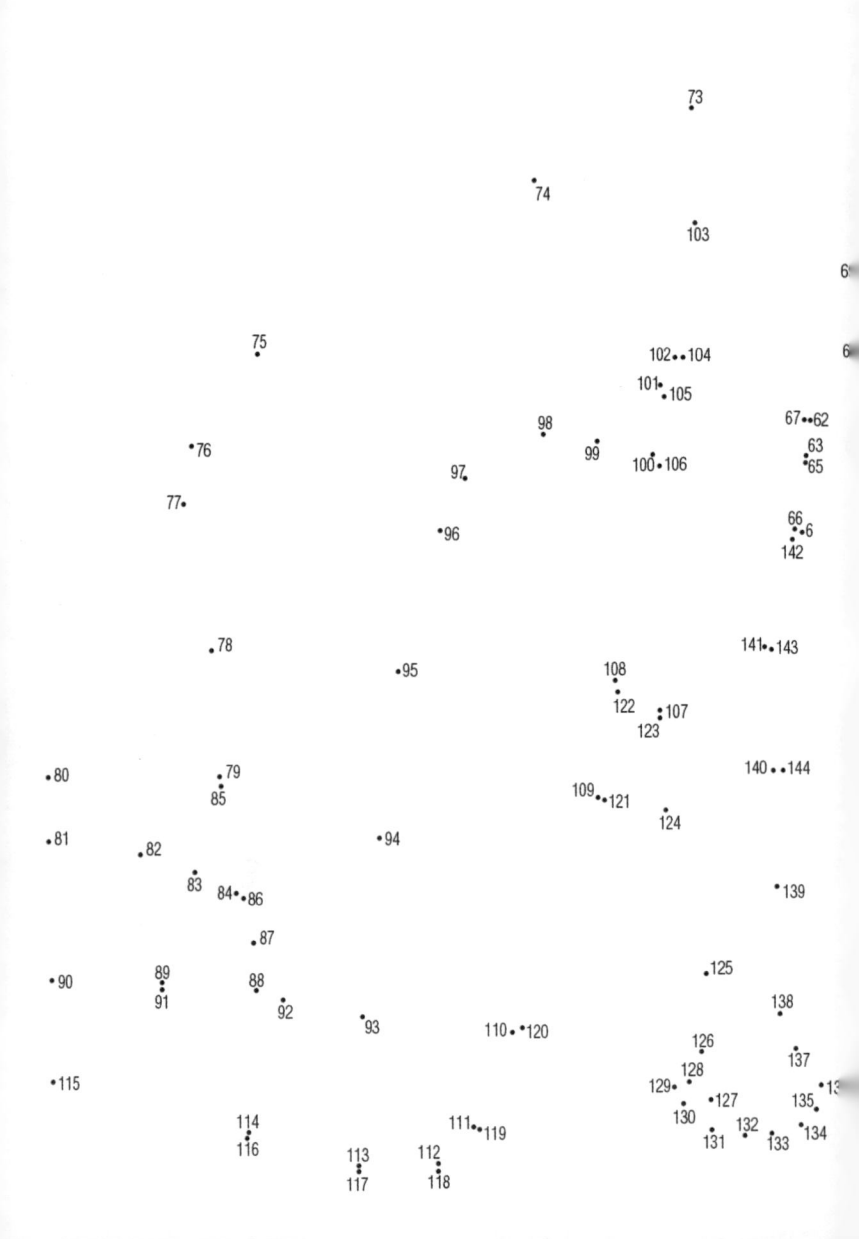

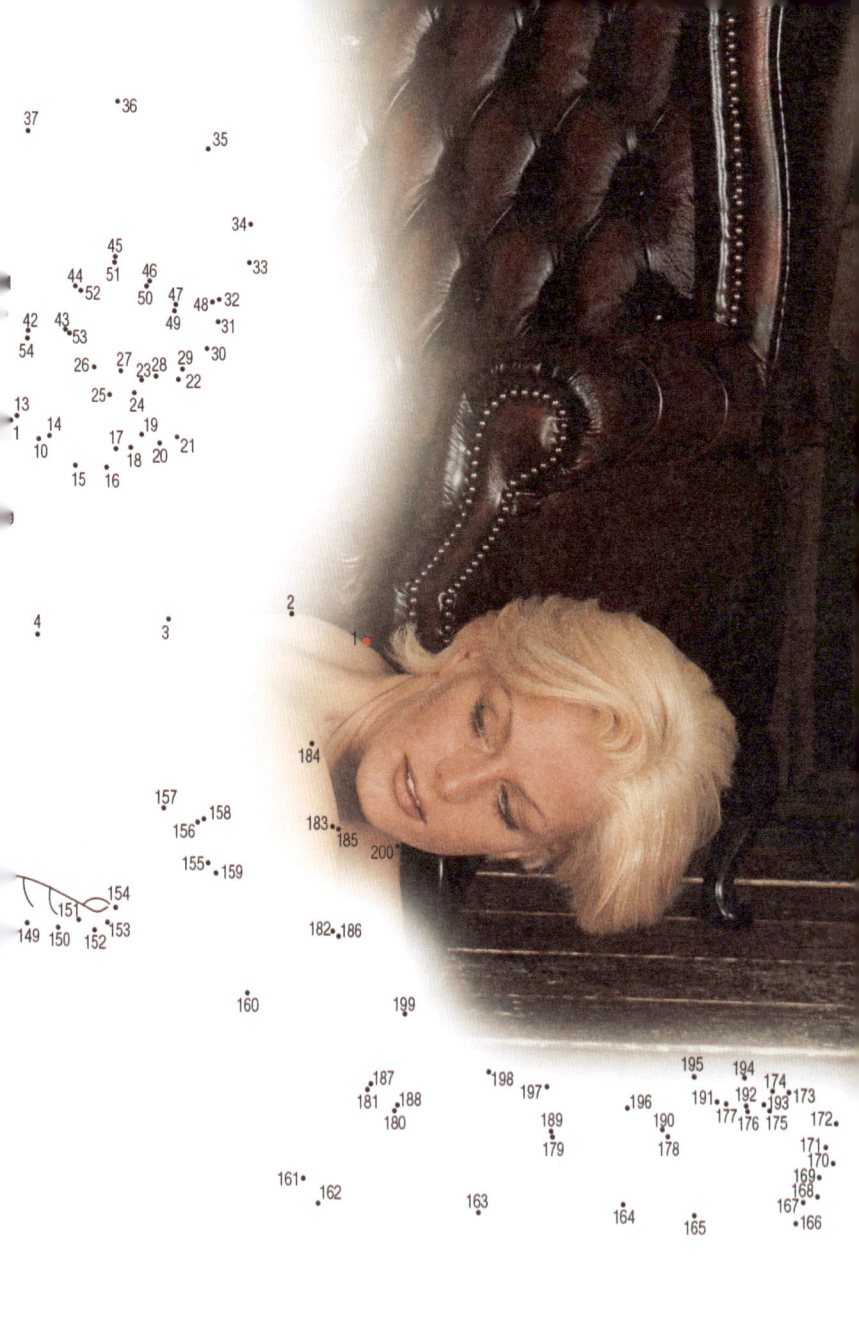

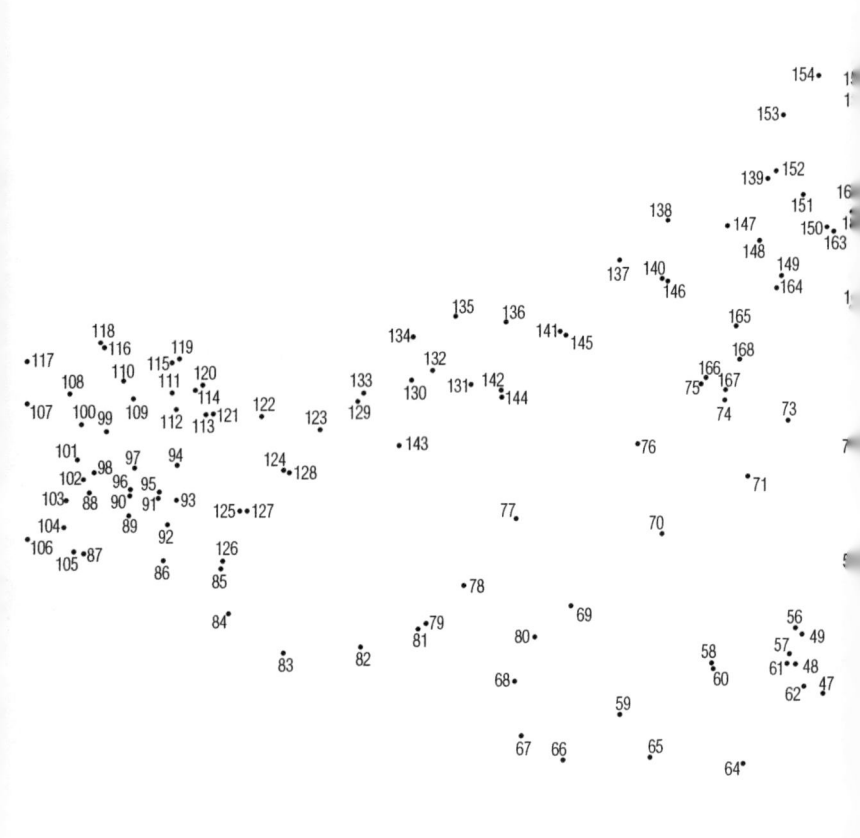

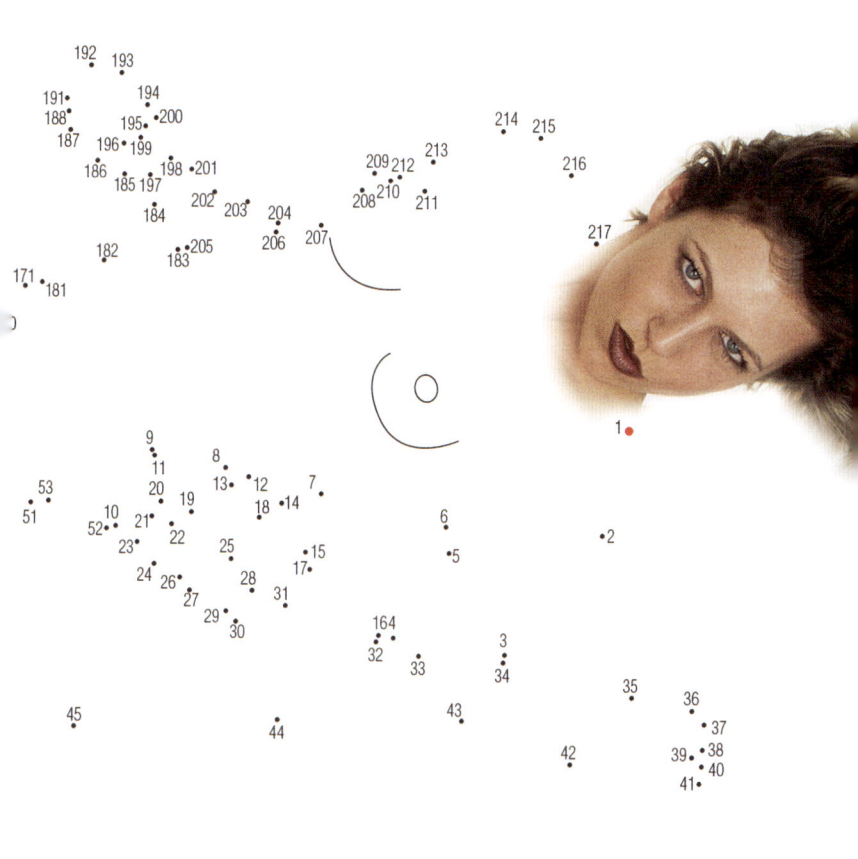

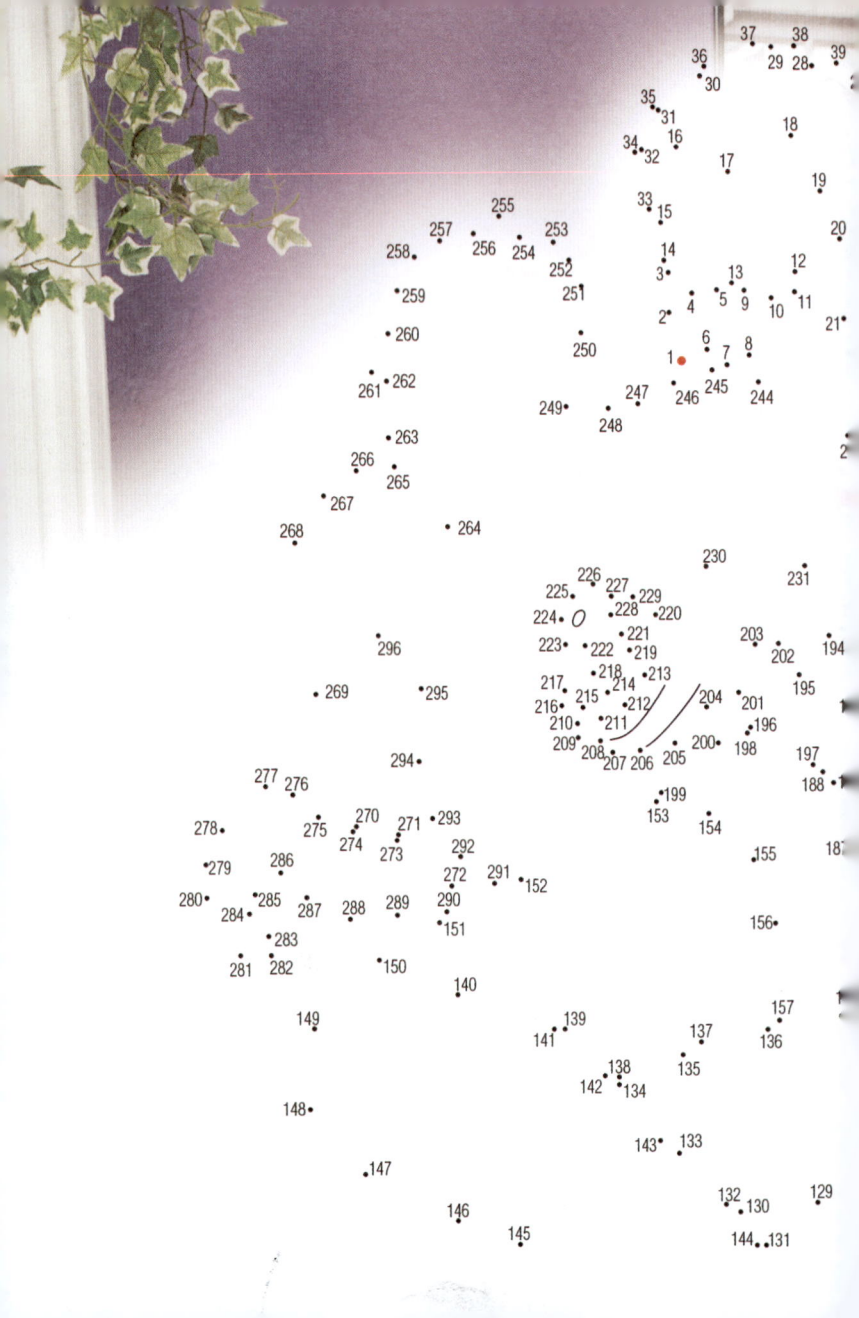

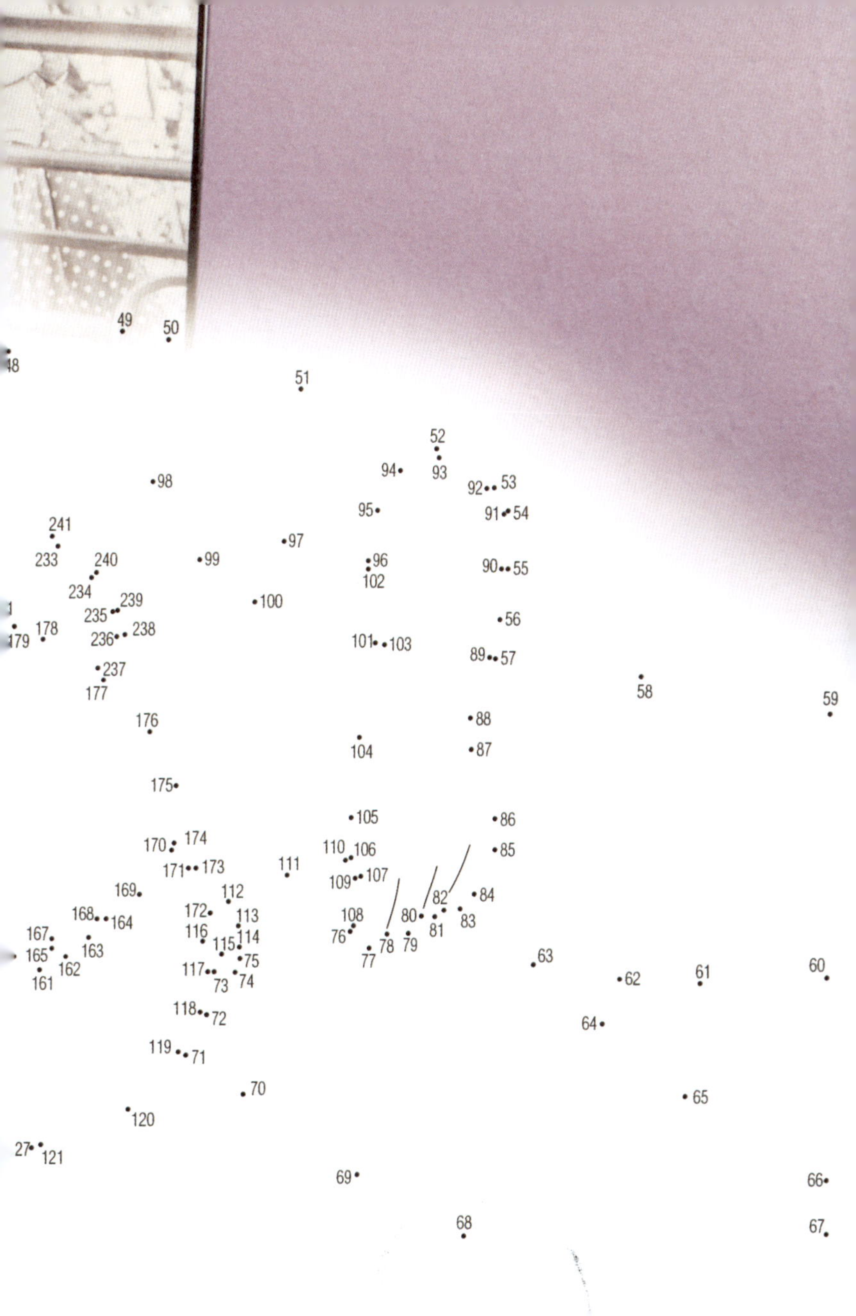

49
50
48
51
52
94
93
92
53
98
95
91
54
241
97
233
240
99
96
90
55
102
234
239
100
235
178
238
236
179
101
103
56
89
57
237
177
58
59
176
88
104
87
175
105
86
174
170
110
106
85
171
173
111
109
107
169
112
82
84
168
172
113
108
80
164
83
167
116
114
76
78
81
163
115
75
79
165
162
77
63
117
74
60
161
73
62
61
118
72
64
119
71
70
65
120
27
121
69
66
68
67

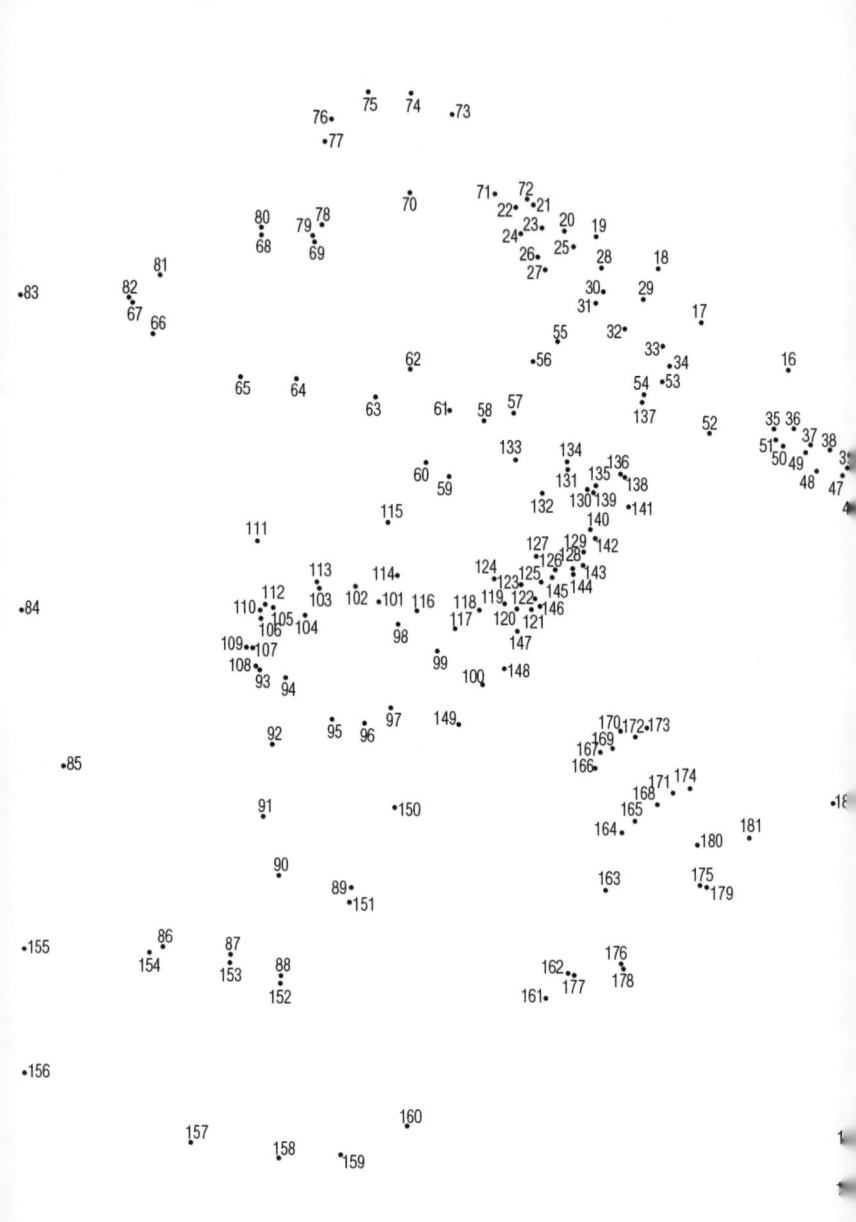

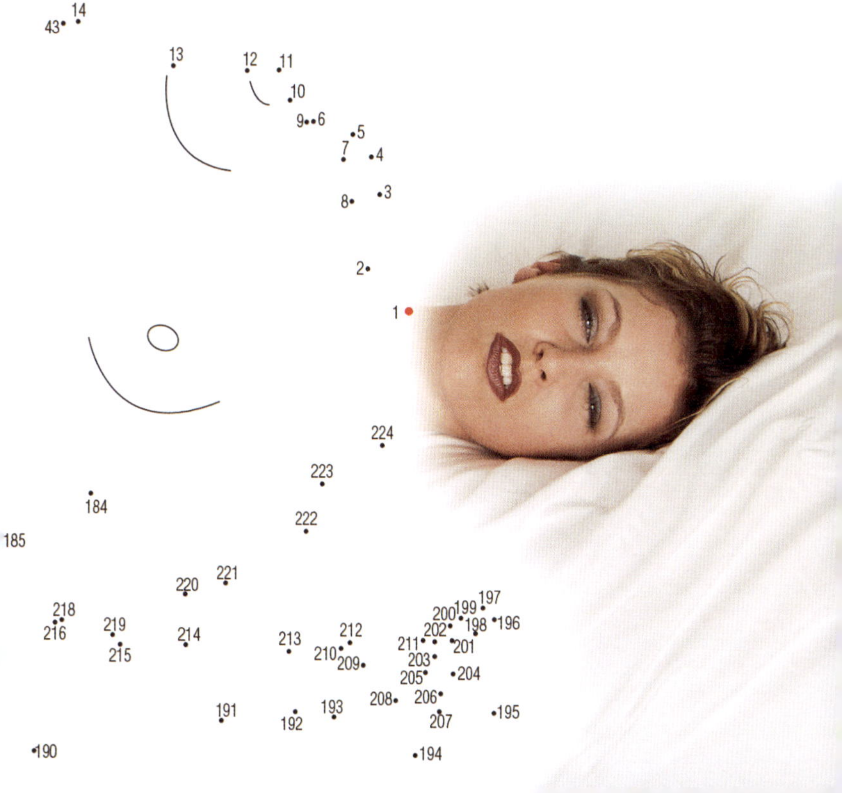
43 14
13
12 11
10
9 6
5
7 4
8 3
2
1
224
223
184
222
185
221
220
218
216
219
215
214
213
212
210 209
211
200 199 197
198 196
202
201
203
205
204
208
206
207
195
191
192
193
190
194

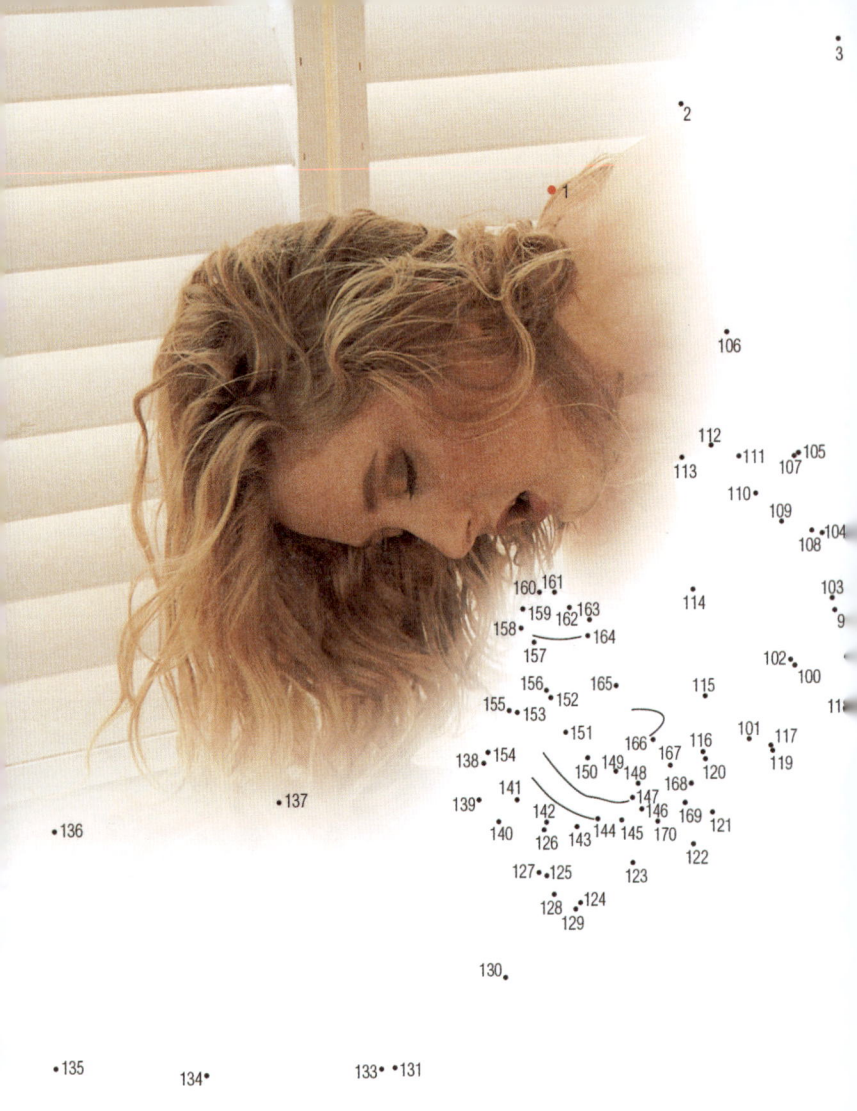

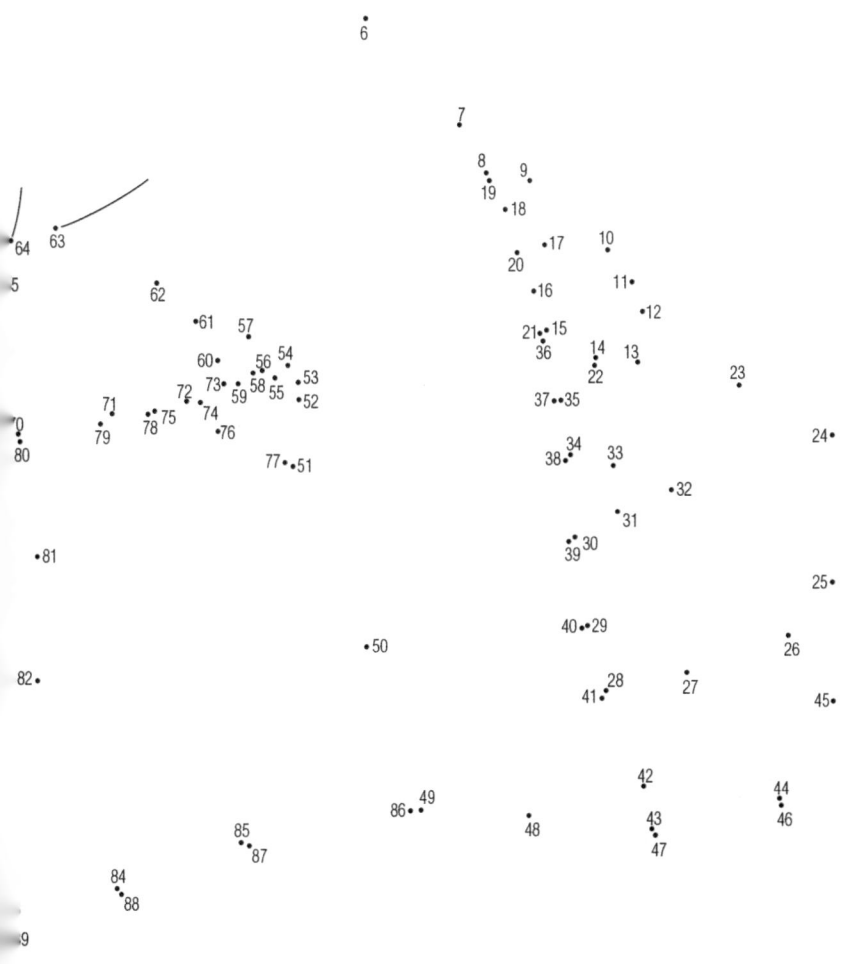

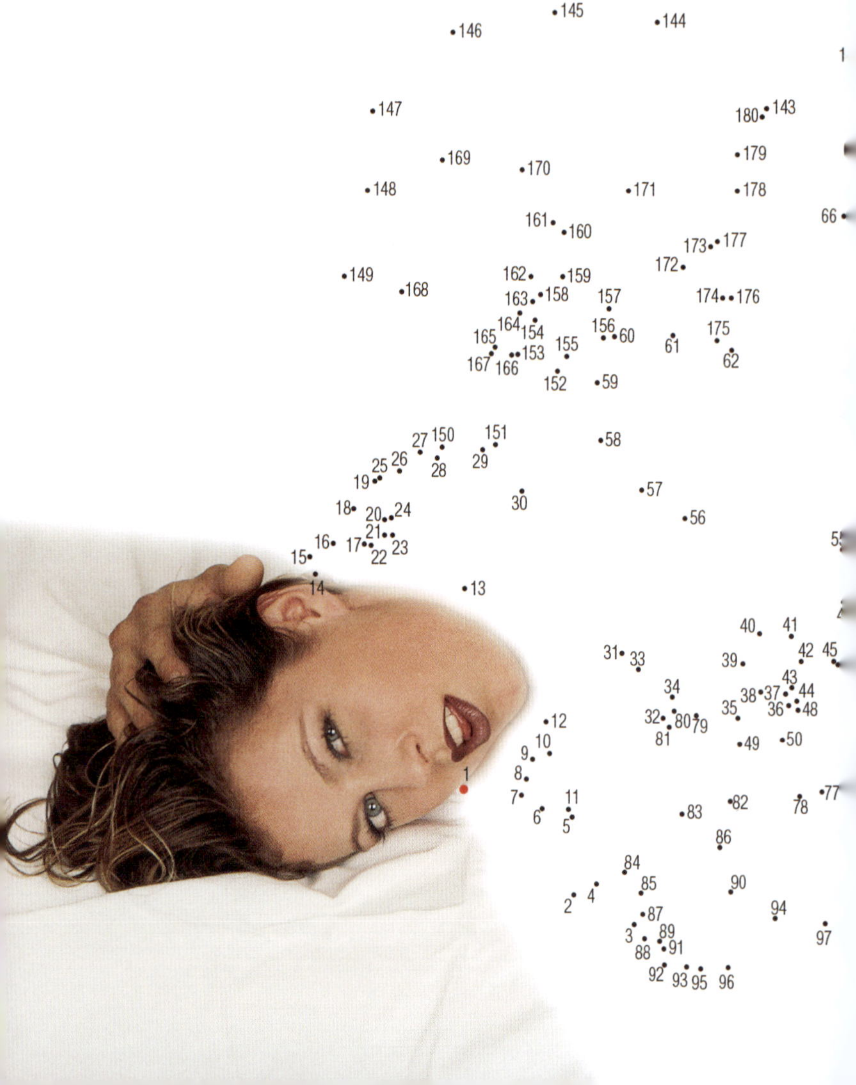

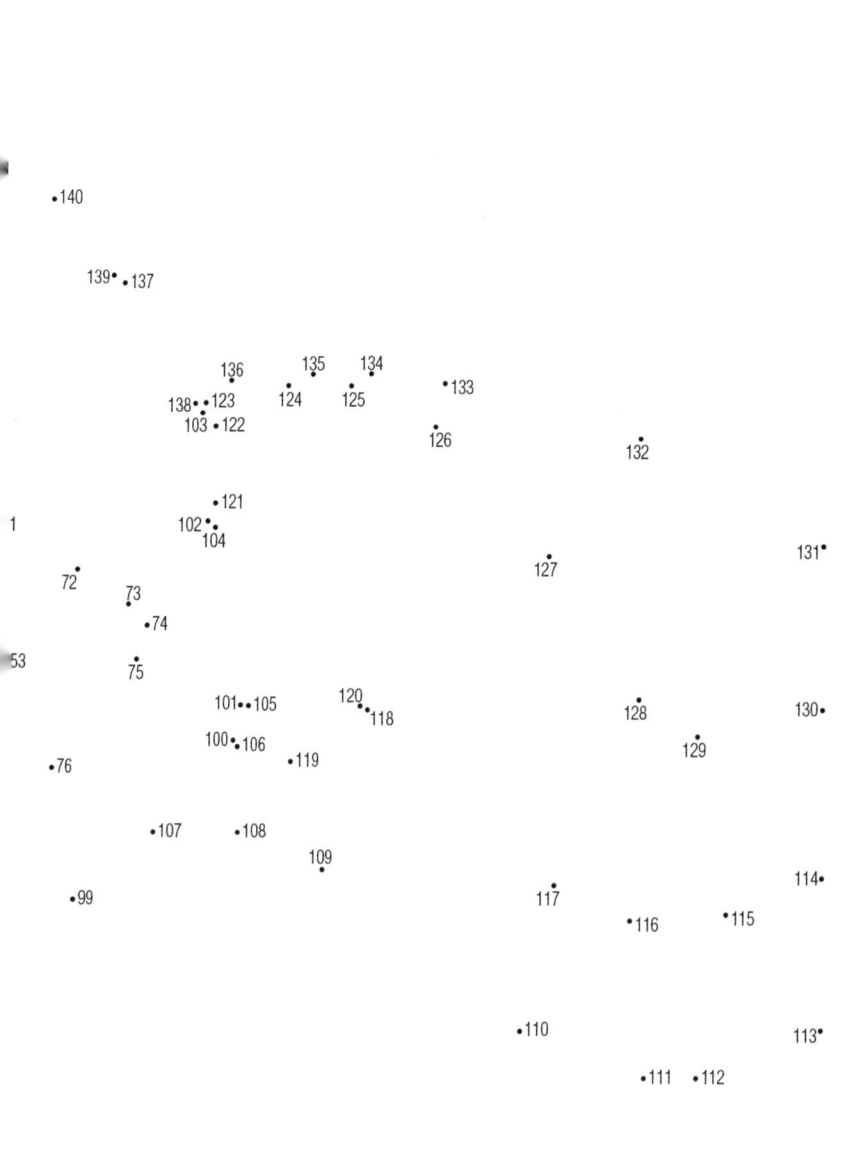

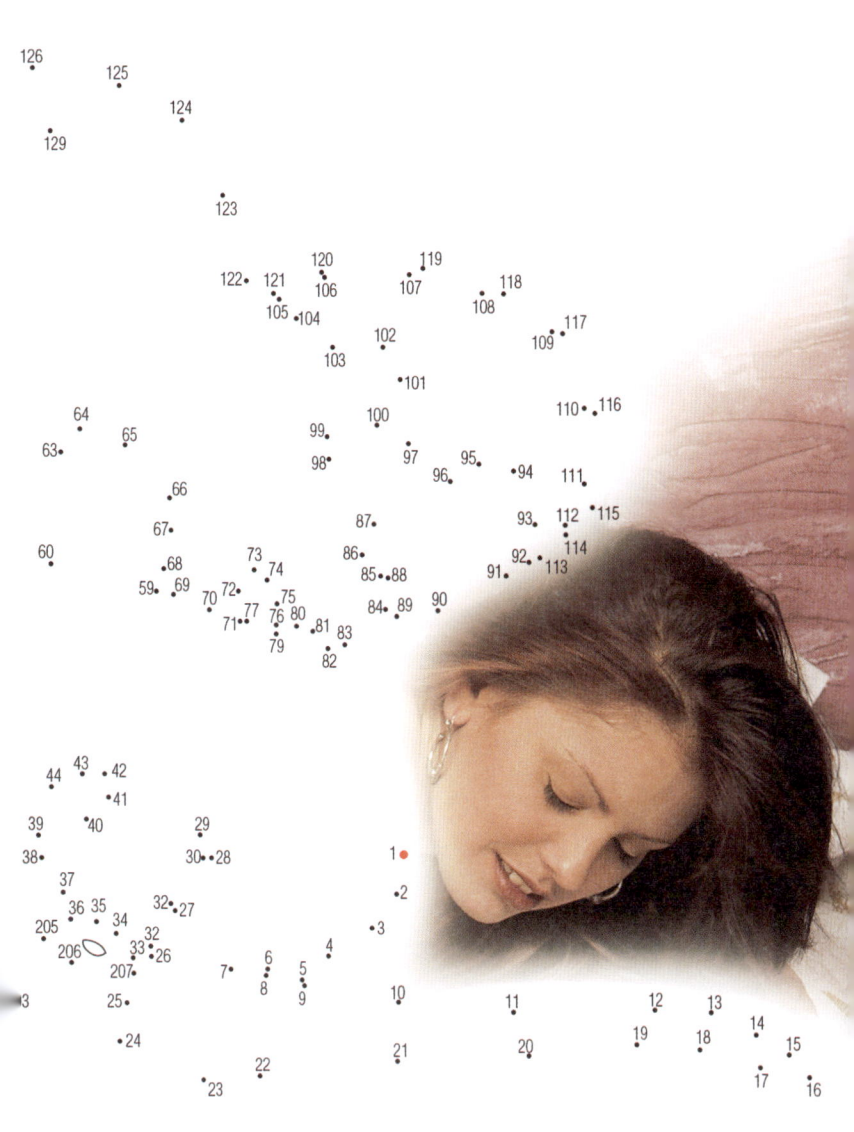

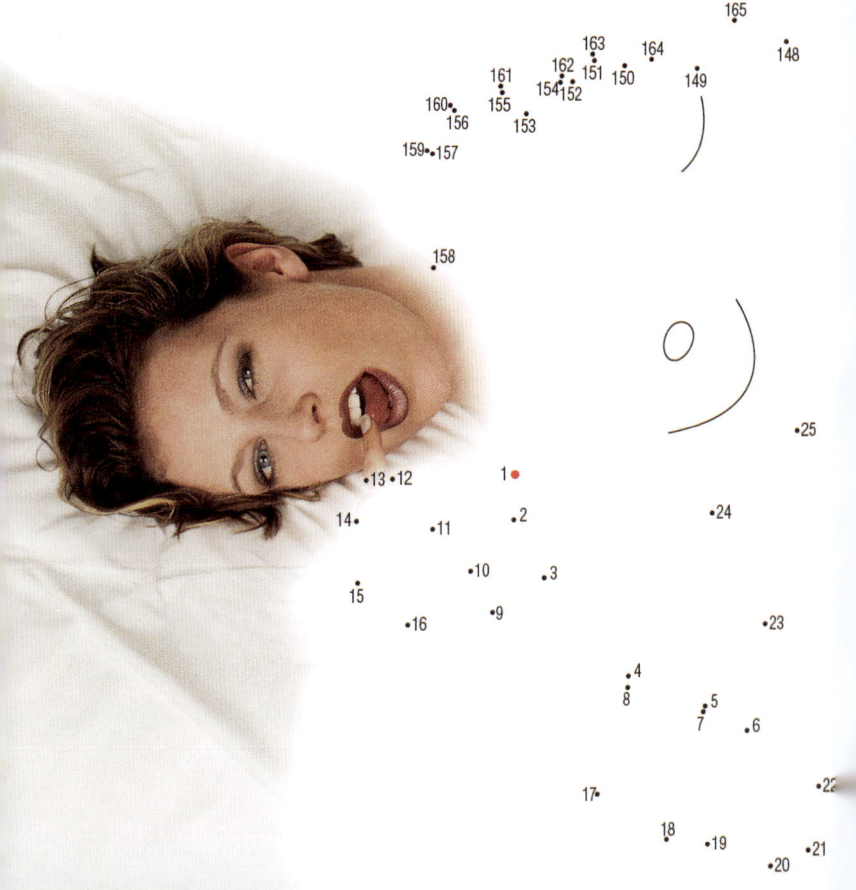

165
163
164
148
162
151
150
149
161
154
152
160
155
156
153
159
157
158
25
1
13
12
14
2
11
24
10
3
15
9
16
23
4
8
5
7
6
17
18
19
21
20

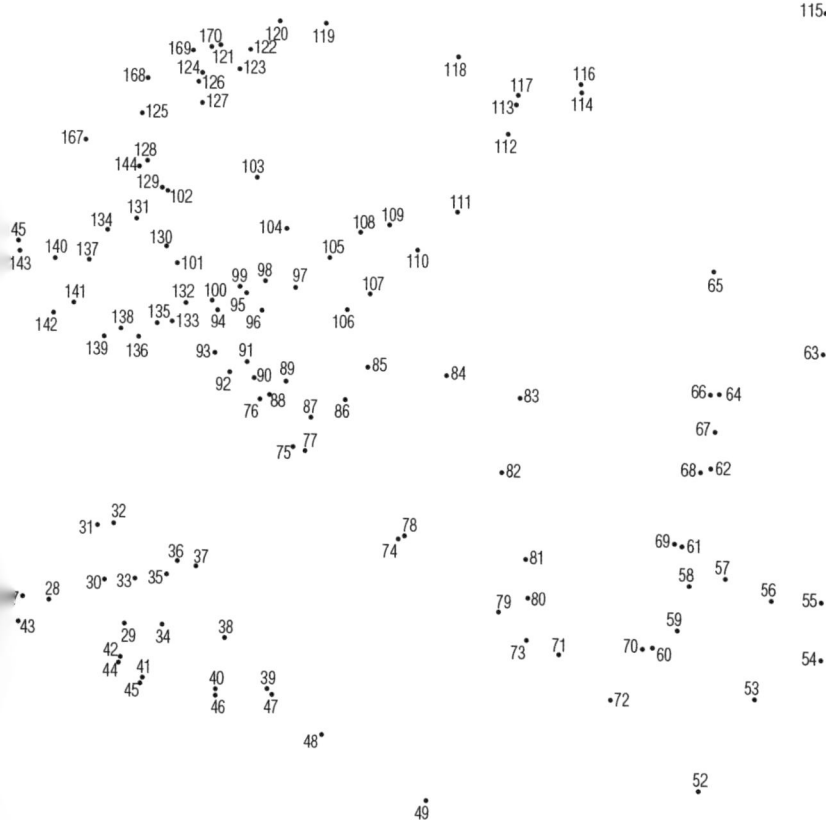

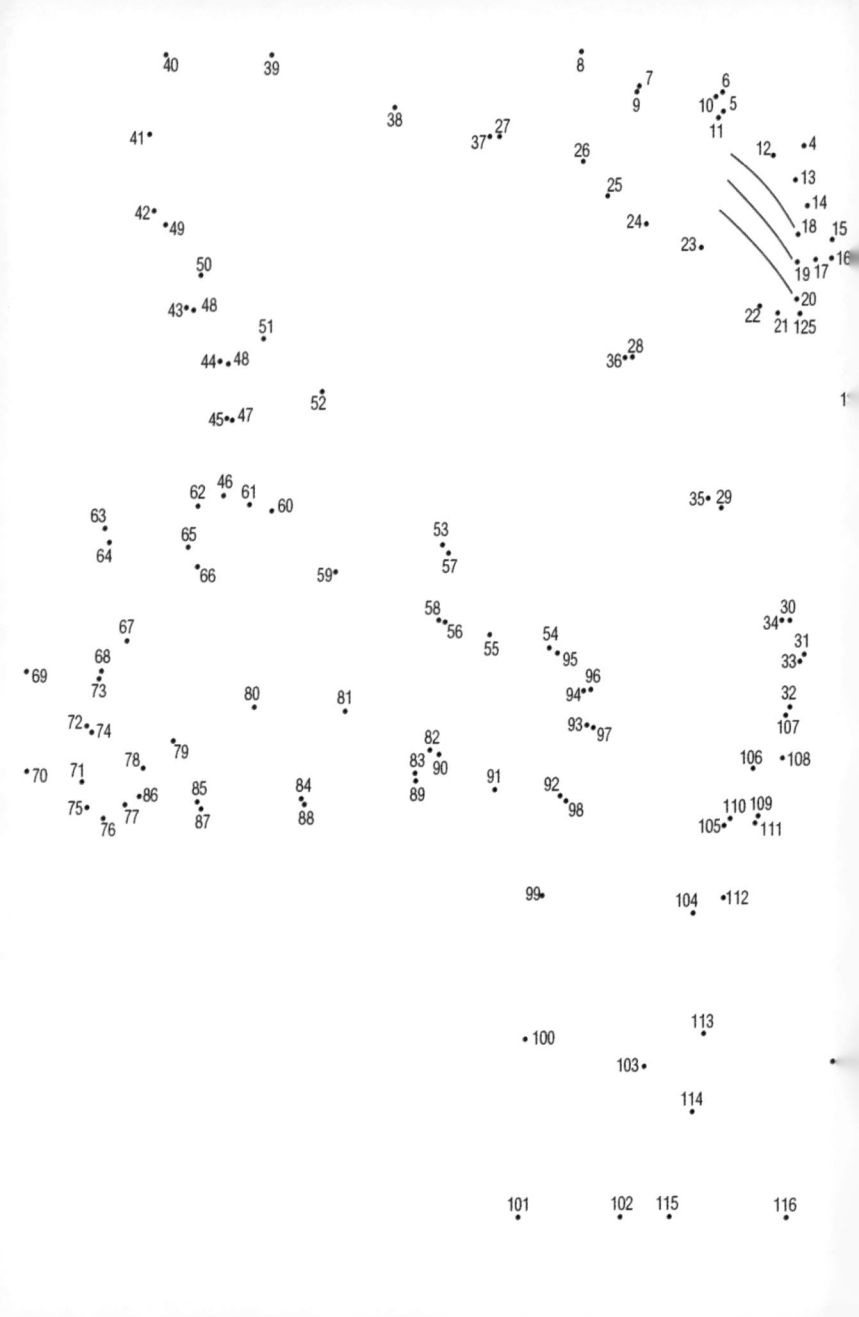

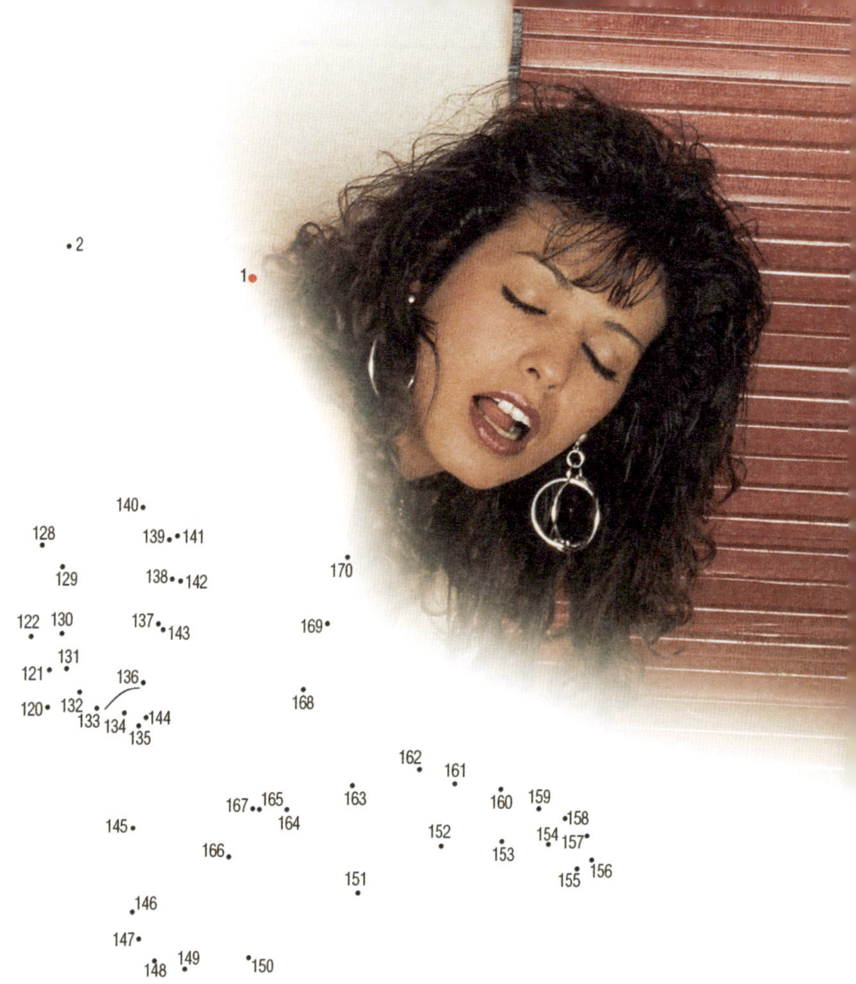

2
1
140
128
139
141
129
138
142
170
122
130
137
143
169
131
121
136
168
120
132
133
134
144
135
162
161
163
167
165
160
159
158
145
164
152
154
157
166
153
156
155
151
146
147
149
148
150

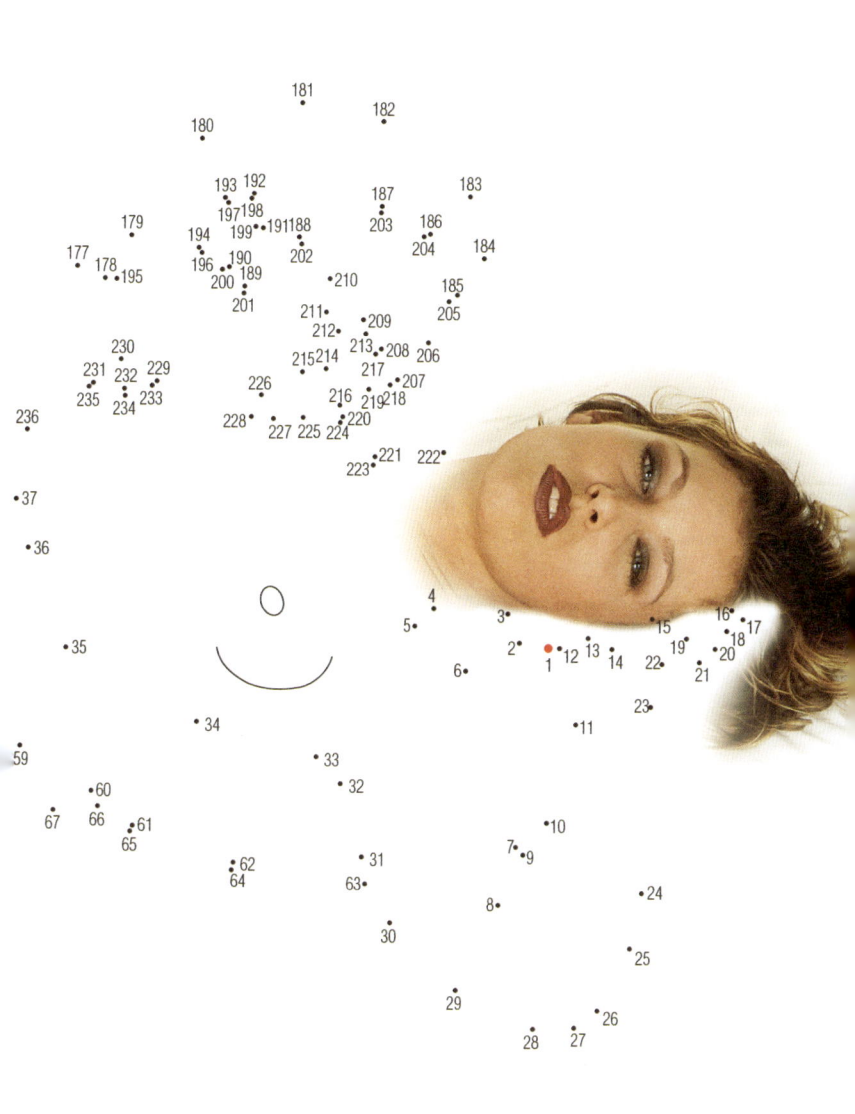

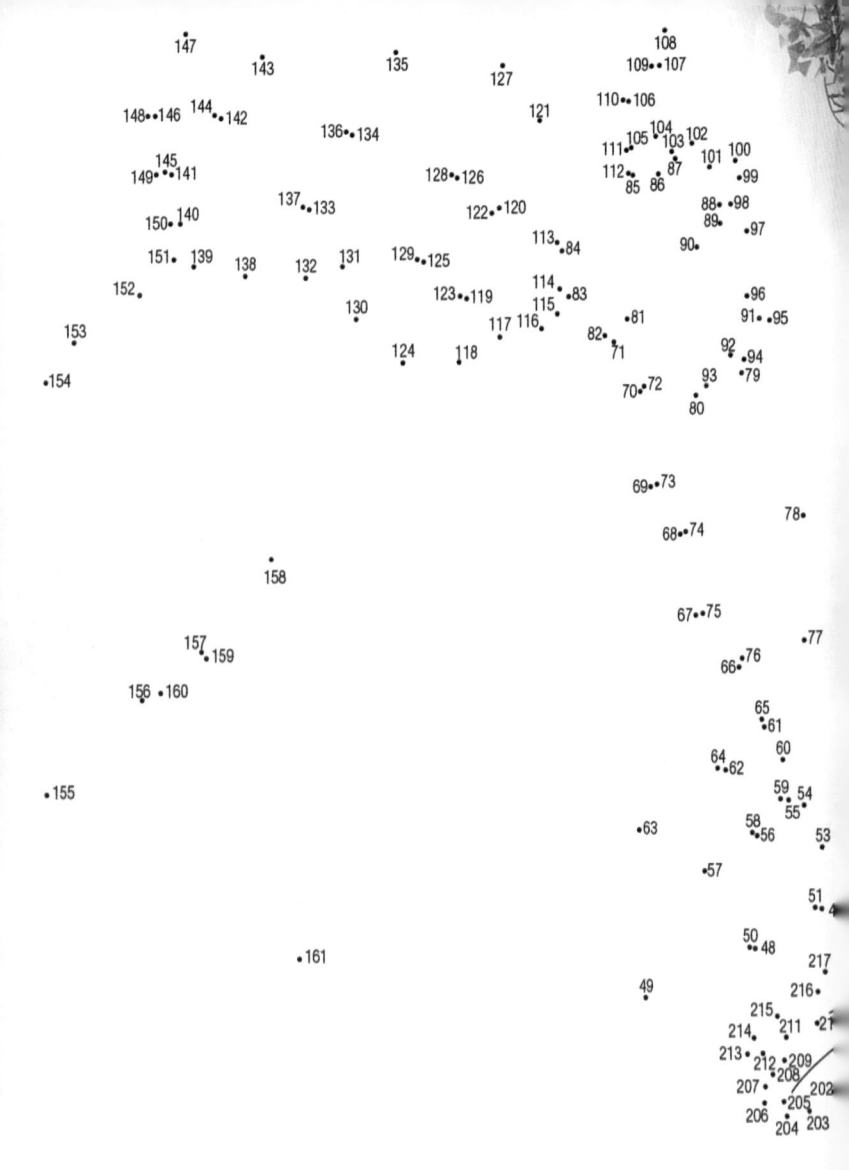

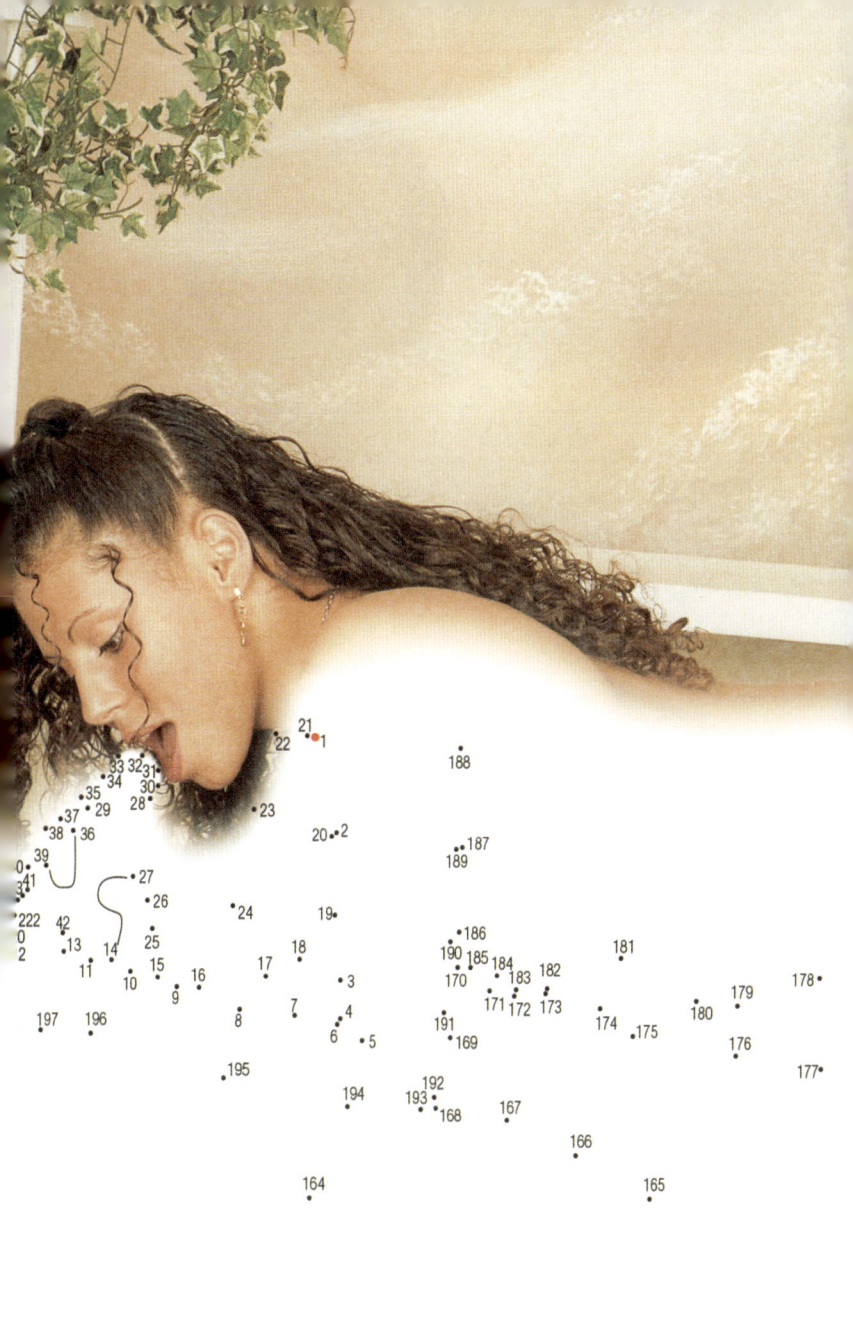

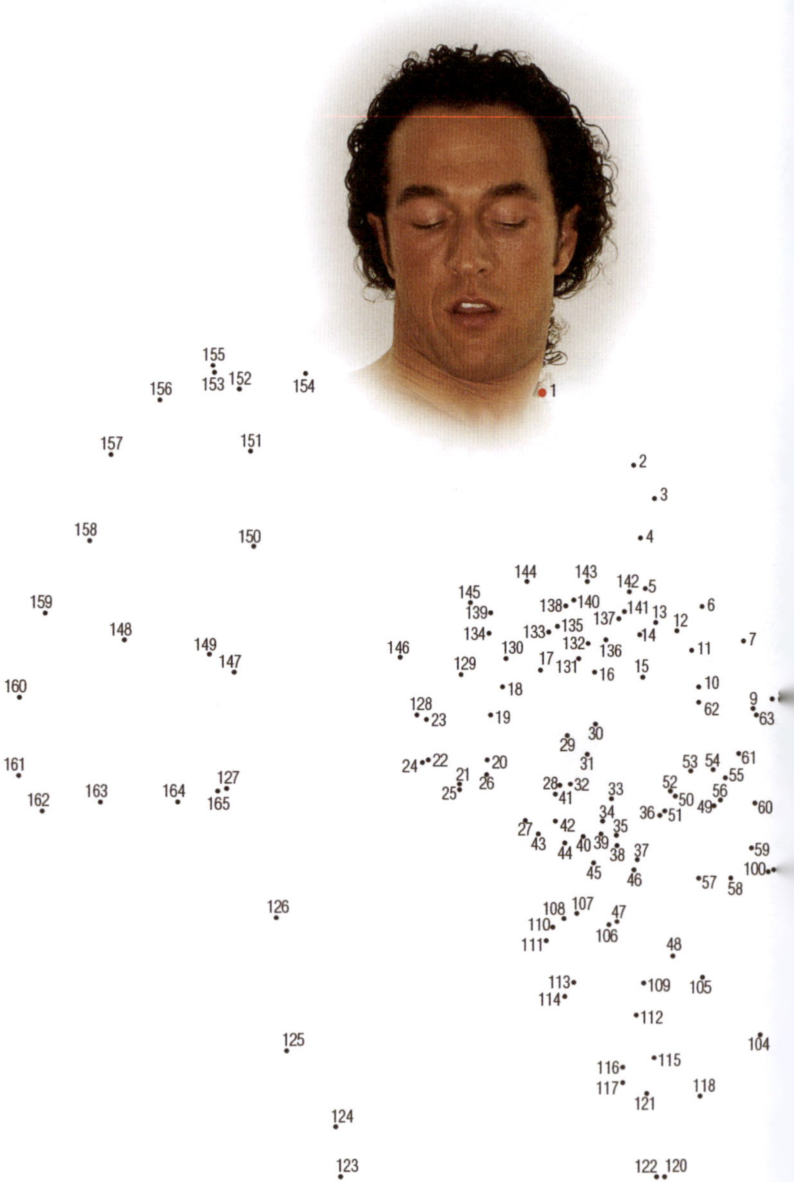

1
2
3
4
5
6
7
9
10
11
12
13
14
15
16
17
18
19
20
21
22
23
24
25
26
27
28
29
30
31
32
33
34
35
36
37
38
39
40
41
42
43
44
45
46
47
48
49
50
51
52
53
54
55
56
57
58
59
60
61
62
63
100
104
105
106
107
108
109
110
111
112
113
114
115
116
117
118
120
121
122
123
124
125
126
127
128
129
130
131
132
133
134
135
136
137
138
139
140
141
142
143
144
145
146
147
148
149
150
151
152
153
154
155
156
157
158
159
160
161
162
163
164
165

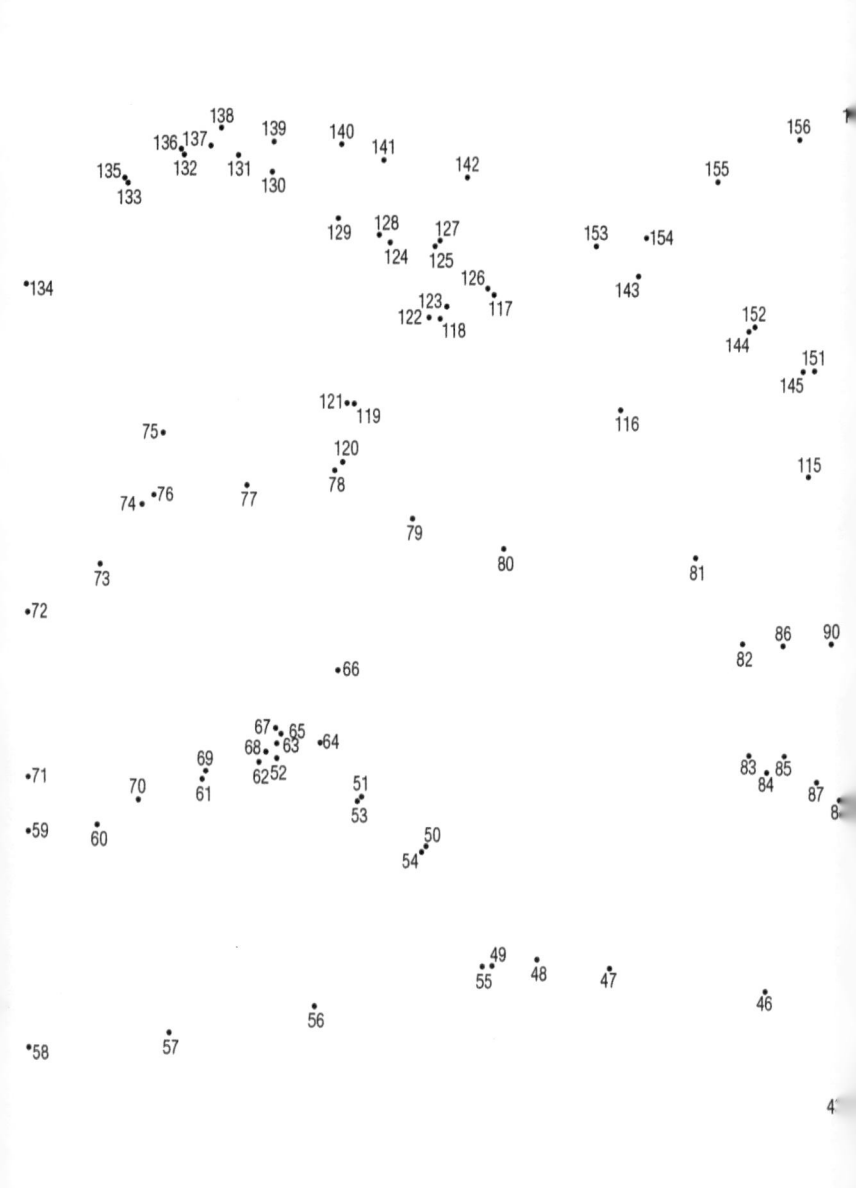

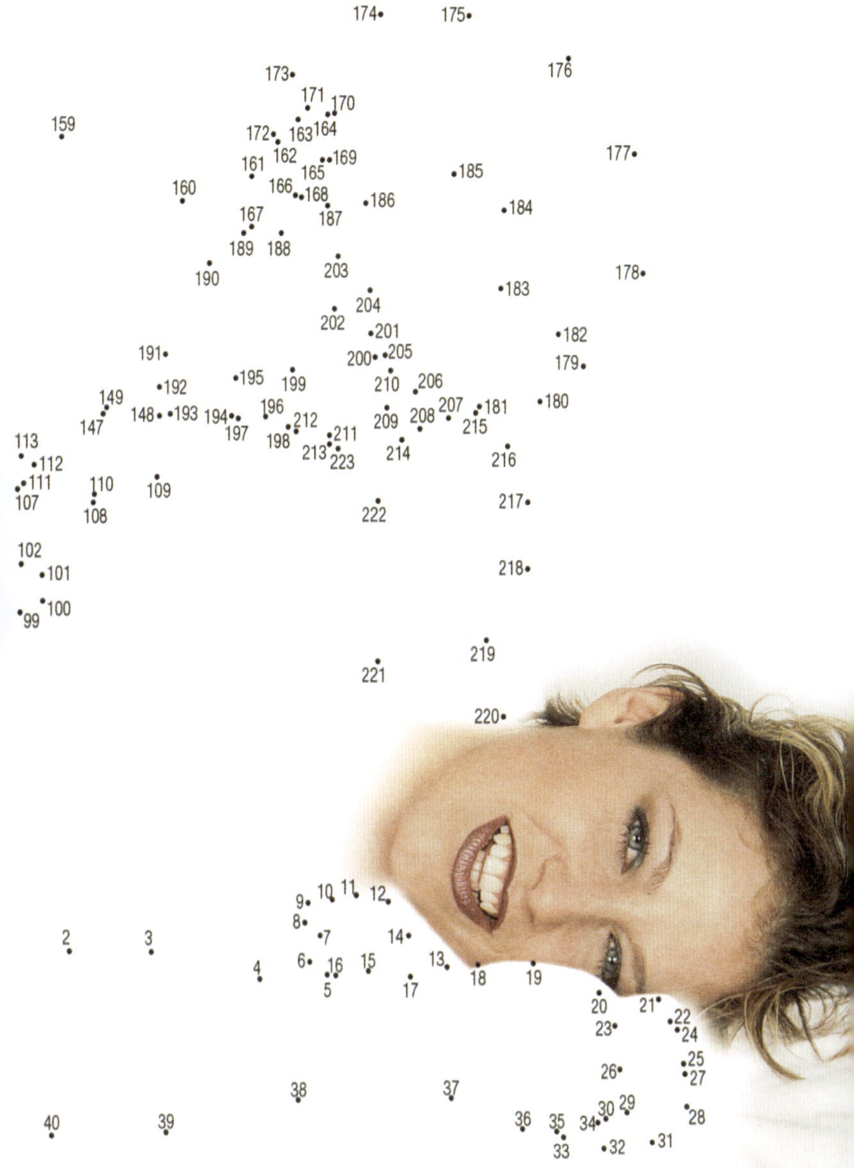

174
175
173
176
171
170
159
172
163
164
162
169
161
165
177
185
160
166
168
186
184
167
187
189
188
203
178
190
183
204
202
201
182
200
205
191
179
195
199
210
206
192
149
207
181
180
148
193
194
196
212
209
208
215
147
197
211
113
198
213
223
214
216
112
111
110
109
107
108
222
217
102
101
218
100
99
219
221
220
9
10
11
12
8
7
14
2
3
6
16
15
13
4
5
17
18
19
20
21
22
23
24
25
26
27
38
37
29
30
28
40
39
36
35
34
33
32
31

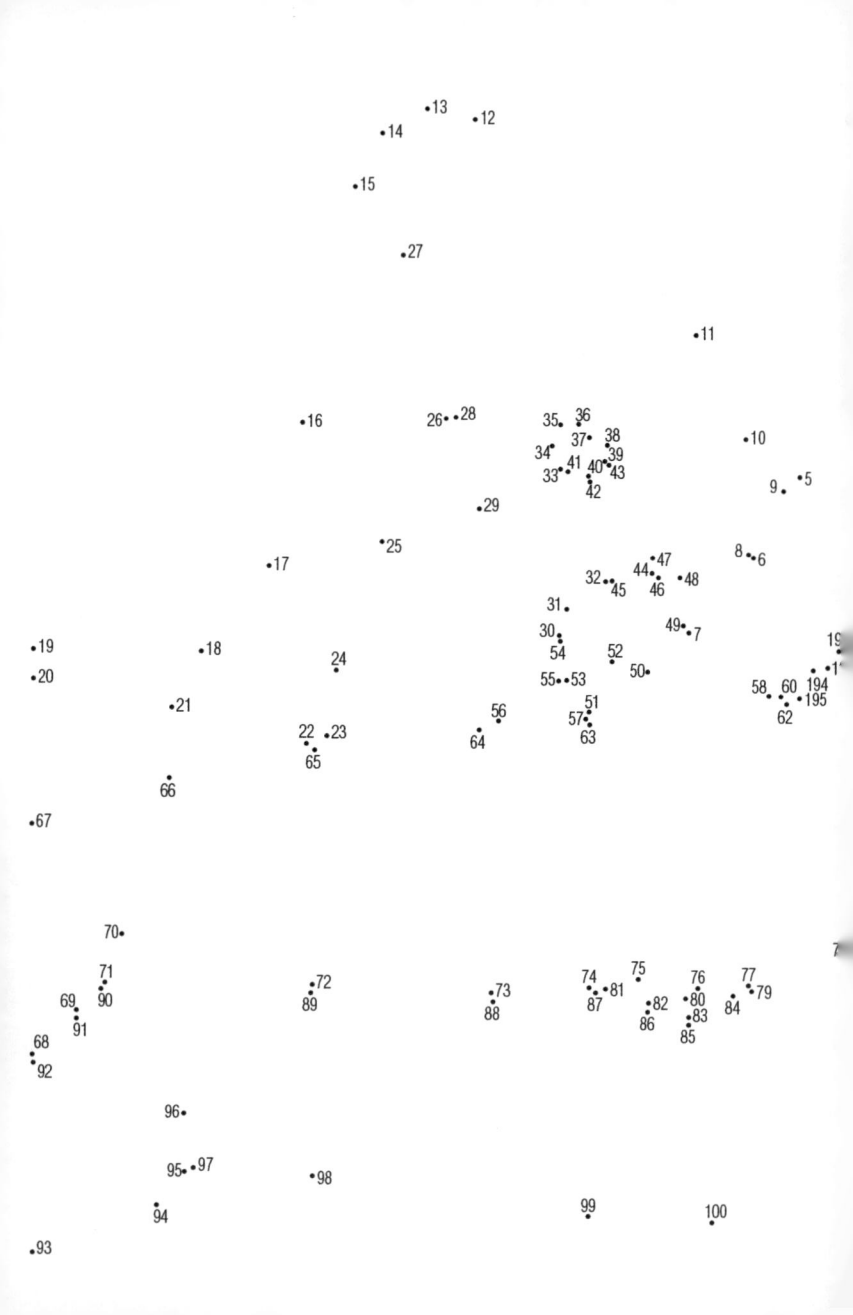

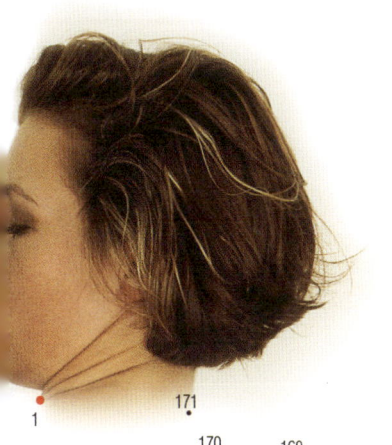

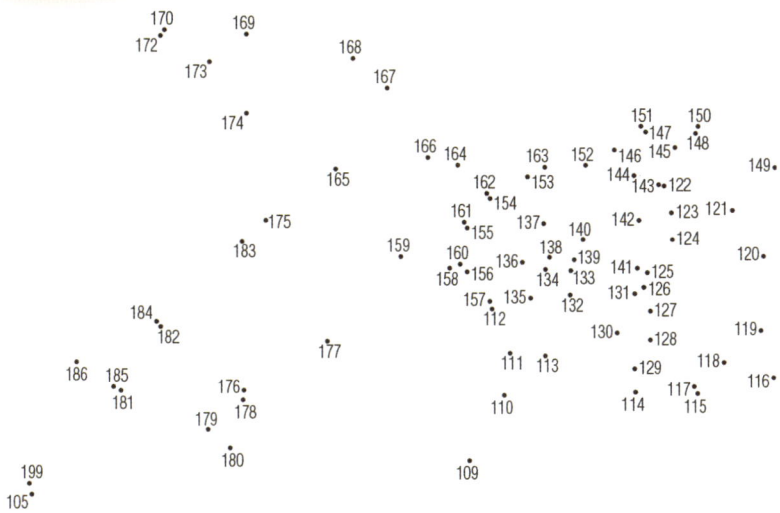

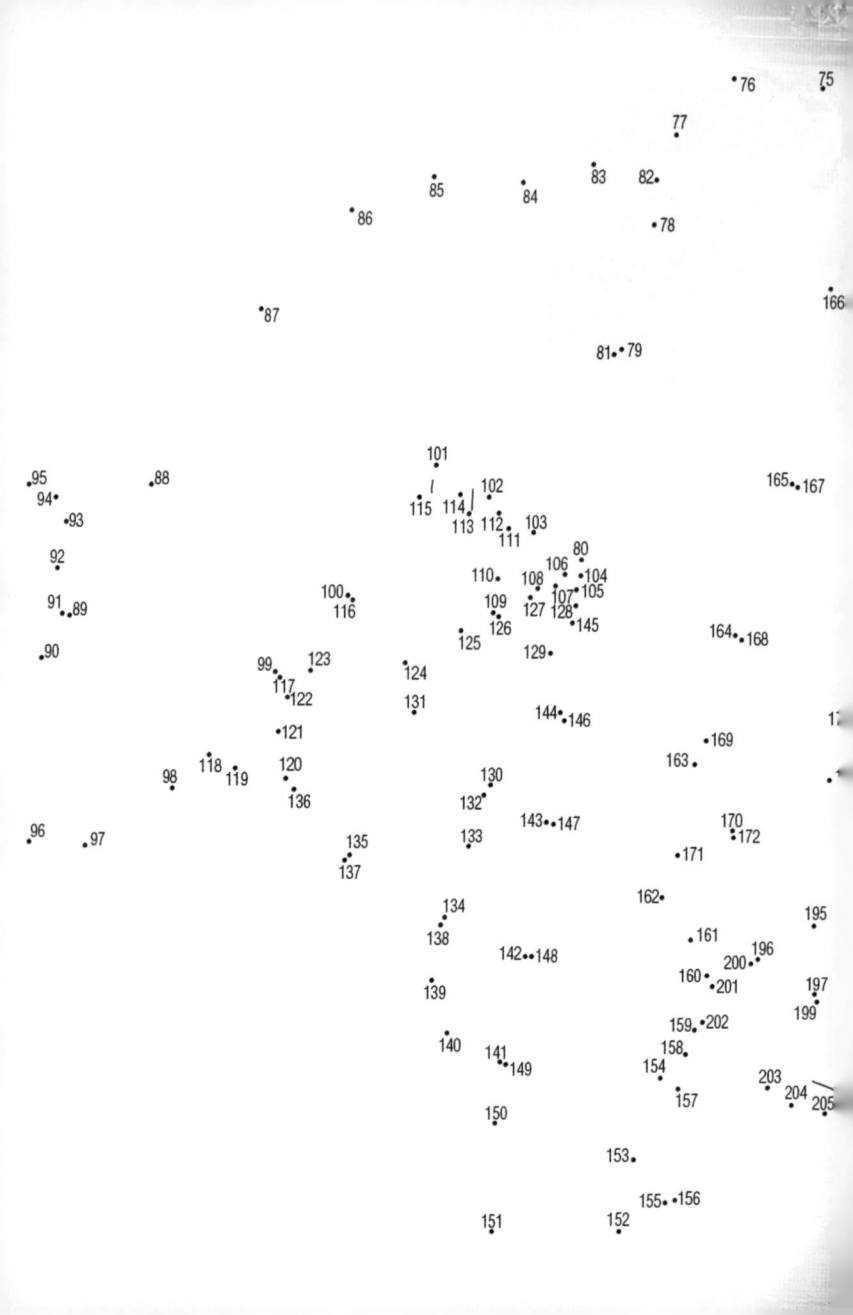

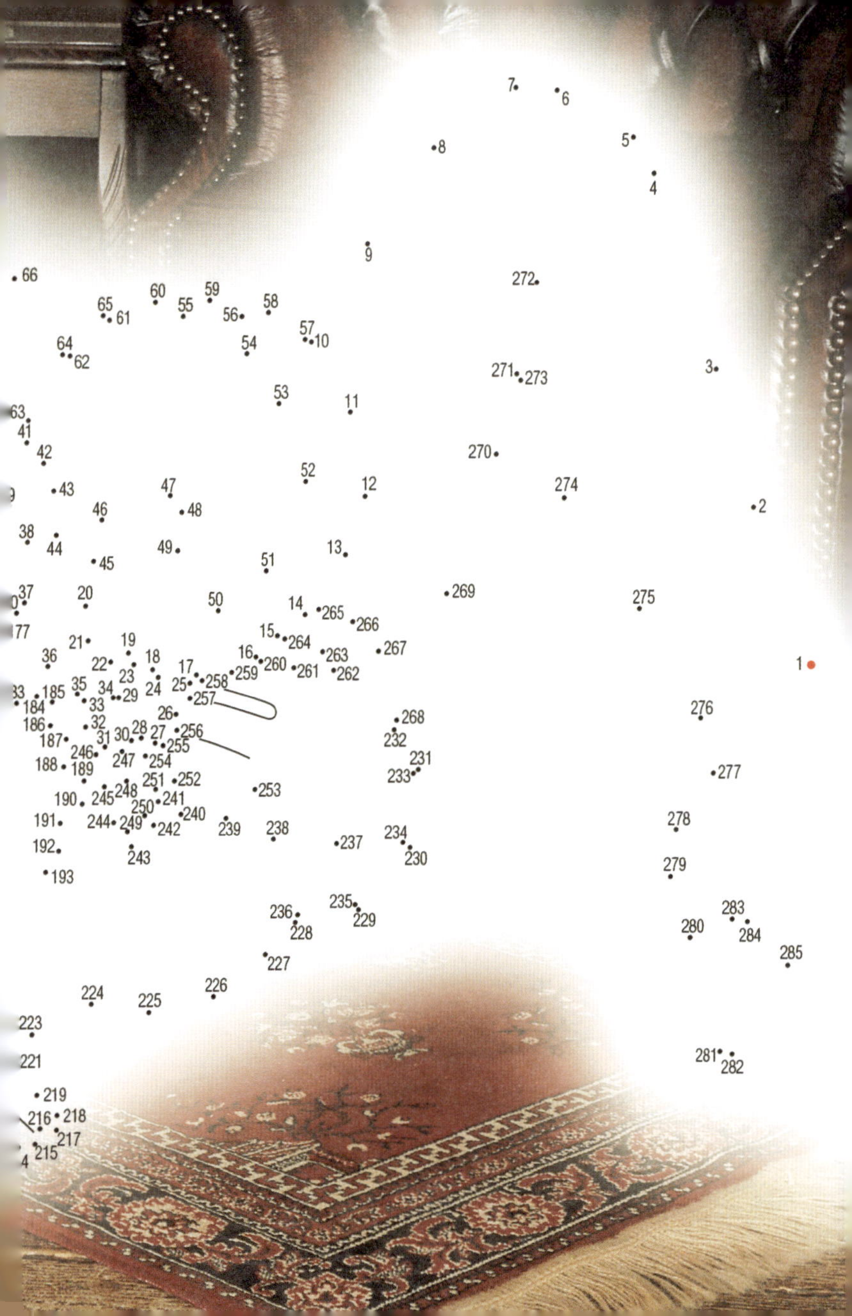

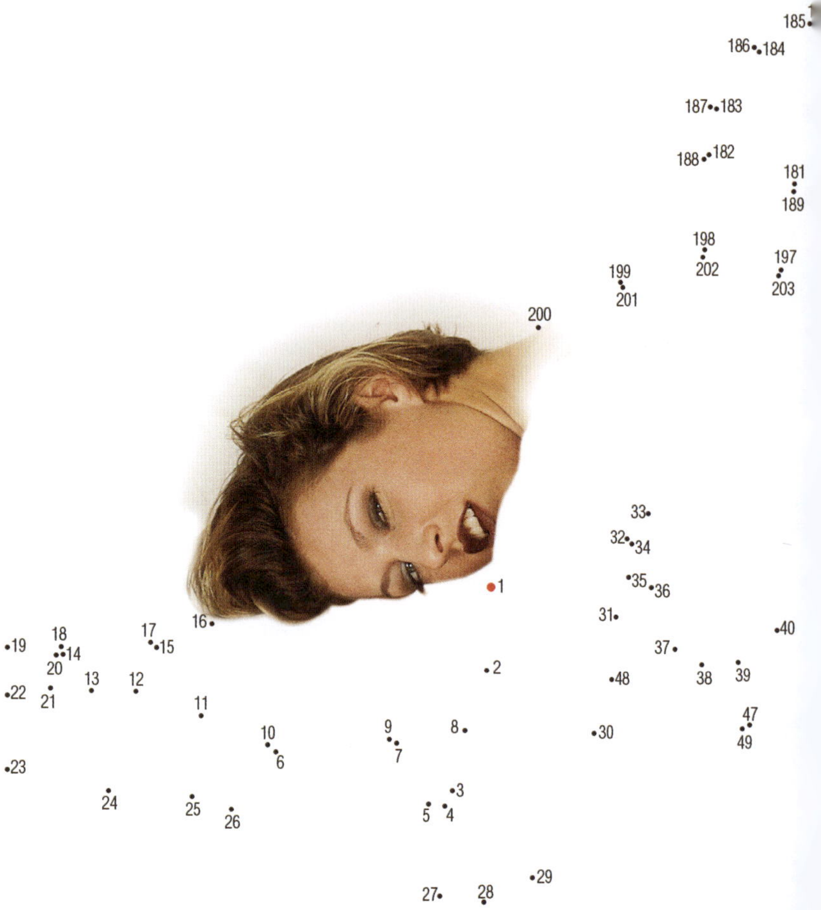
185
186 184
187 183
188 182
181
189
198
202
197
203
199
201
200
33
32 34
35 36
1
31
16
40
17 15
18
19
14
20
37
2
38
39
48
13
12
22
21
11
47
49
10
9
8
30
6
7
23
3
24
25
26
5
4
29
27
28

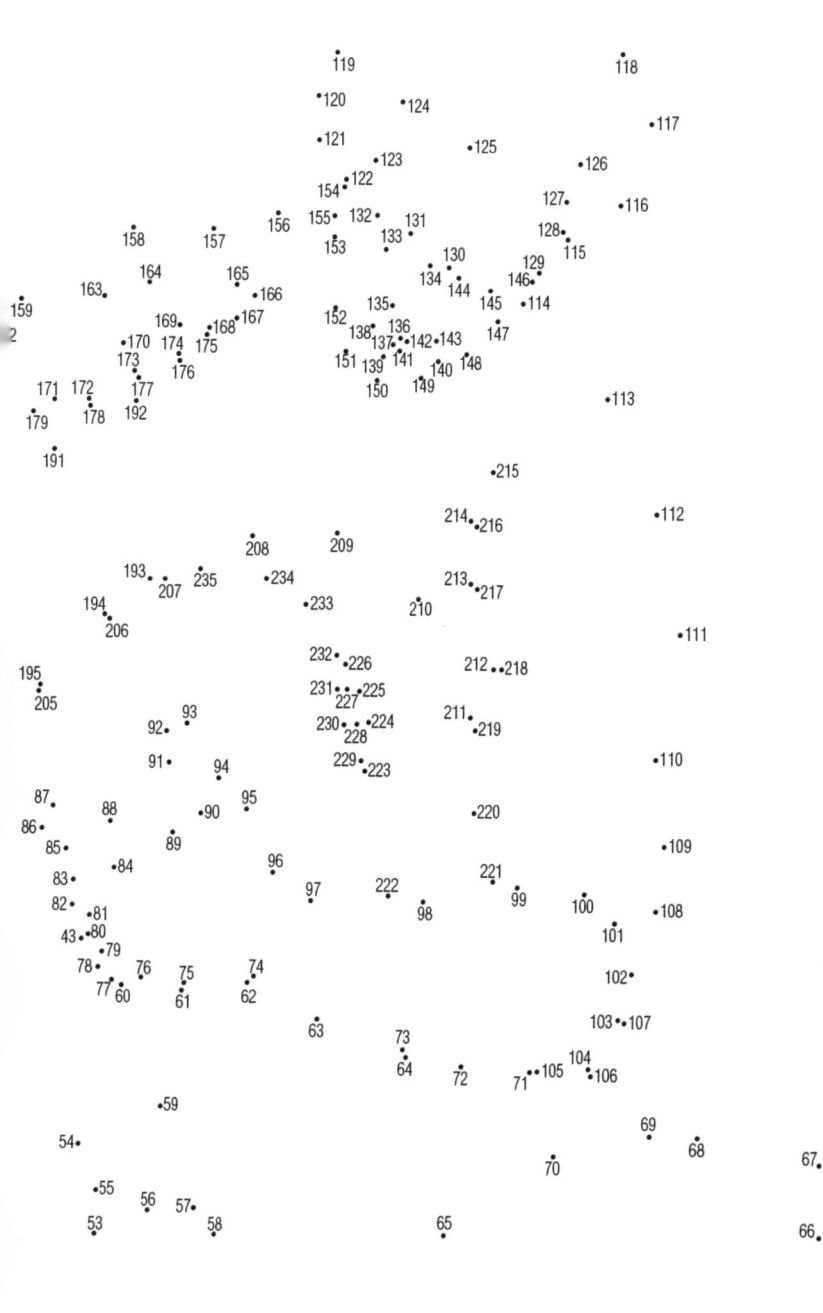

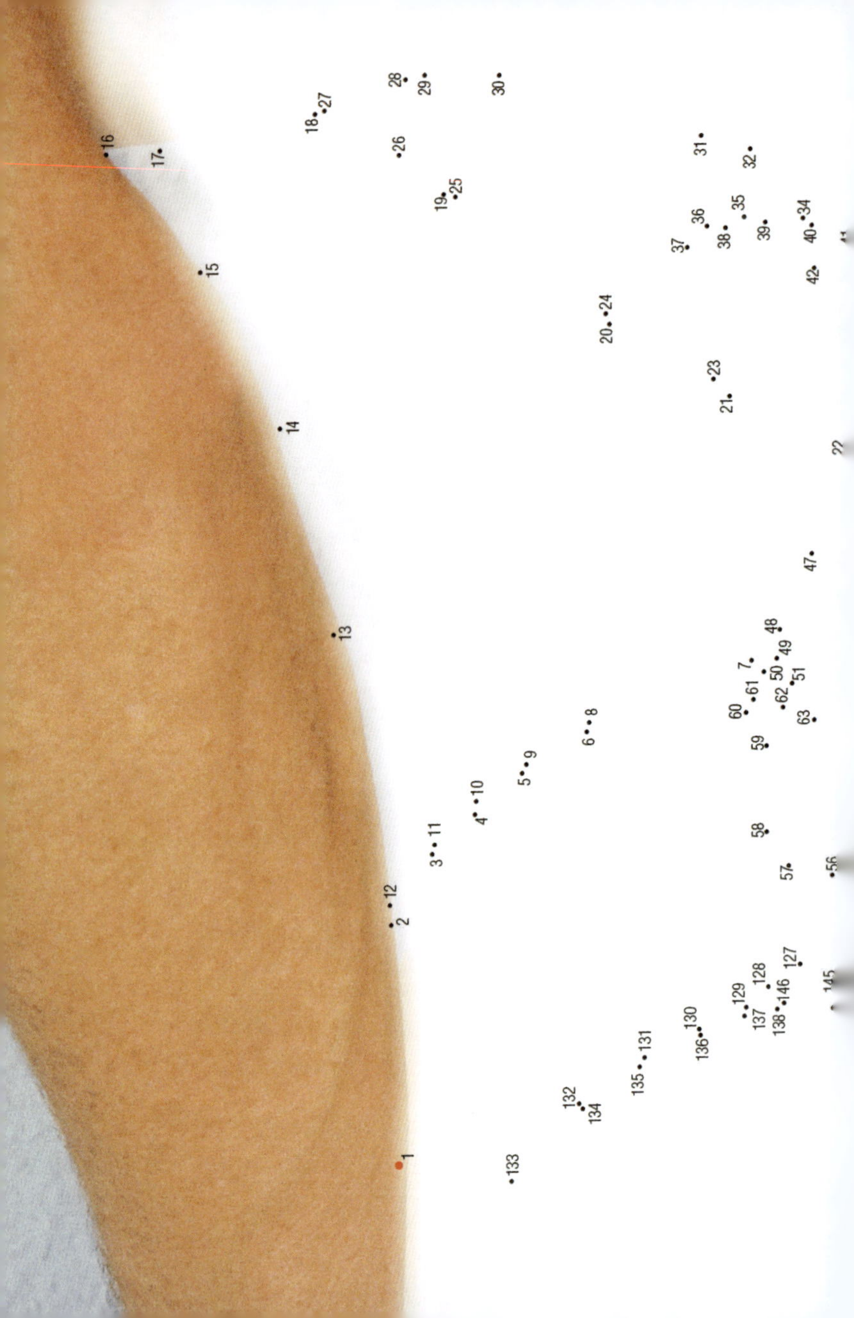

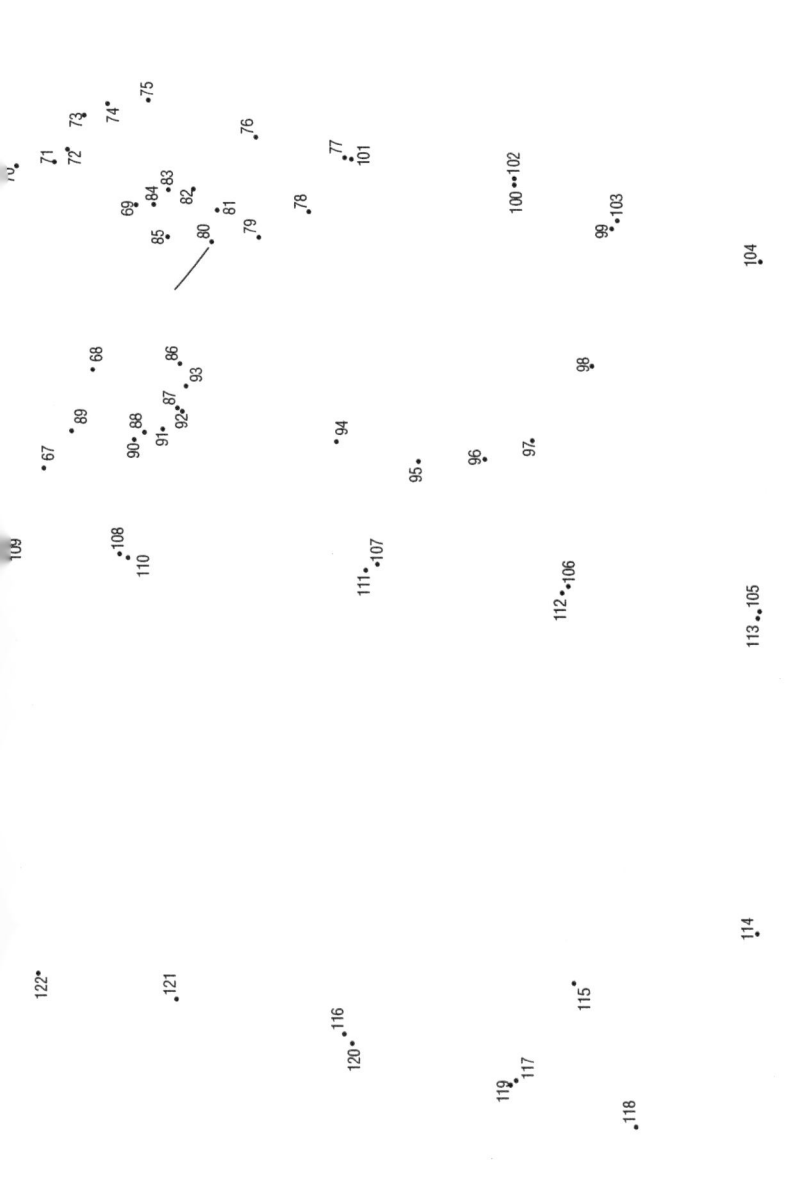

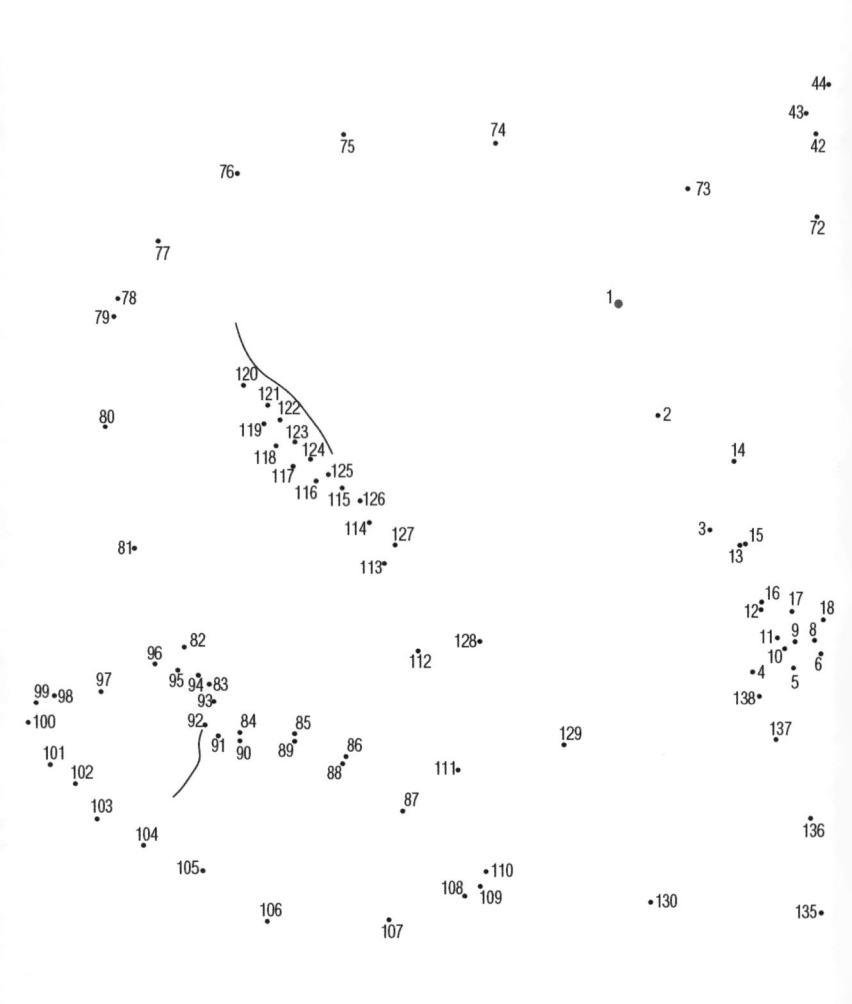

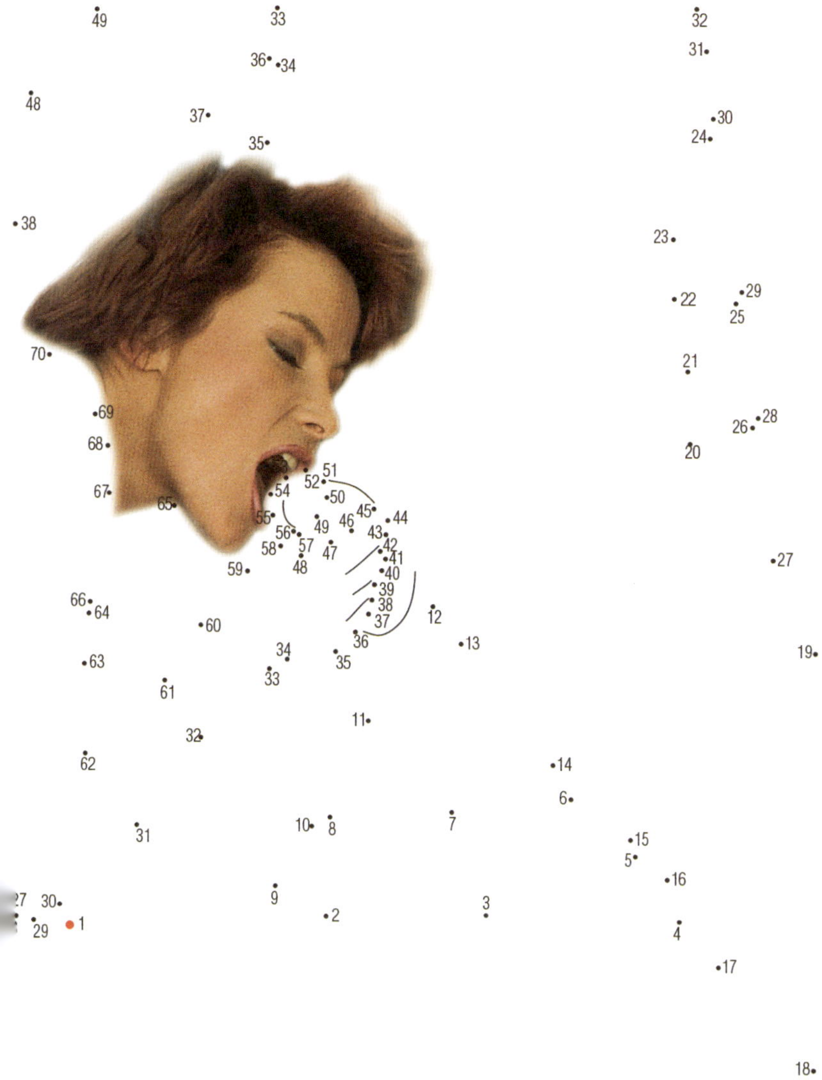

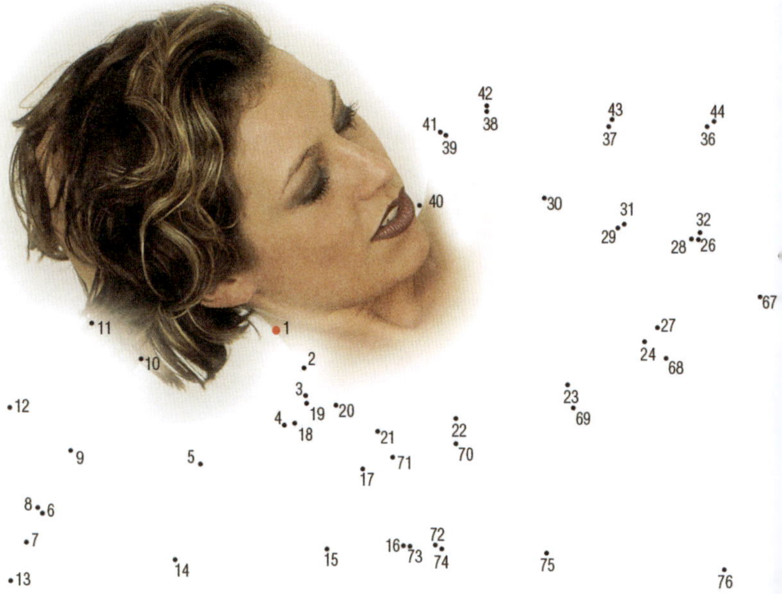

42
38
43
44
41
39
37
36
40
30
31
32
29
28
26
67
11
1
27
24
68
10
2
3
19
20
23
69
12
4
18
21
22
70
9
5
71
17
8
6
7
72
16
73
74
15
14
75
13
76

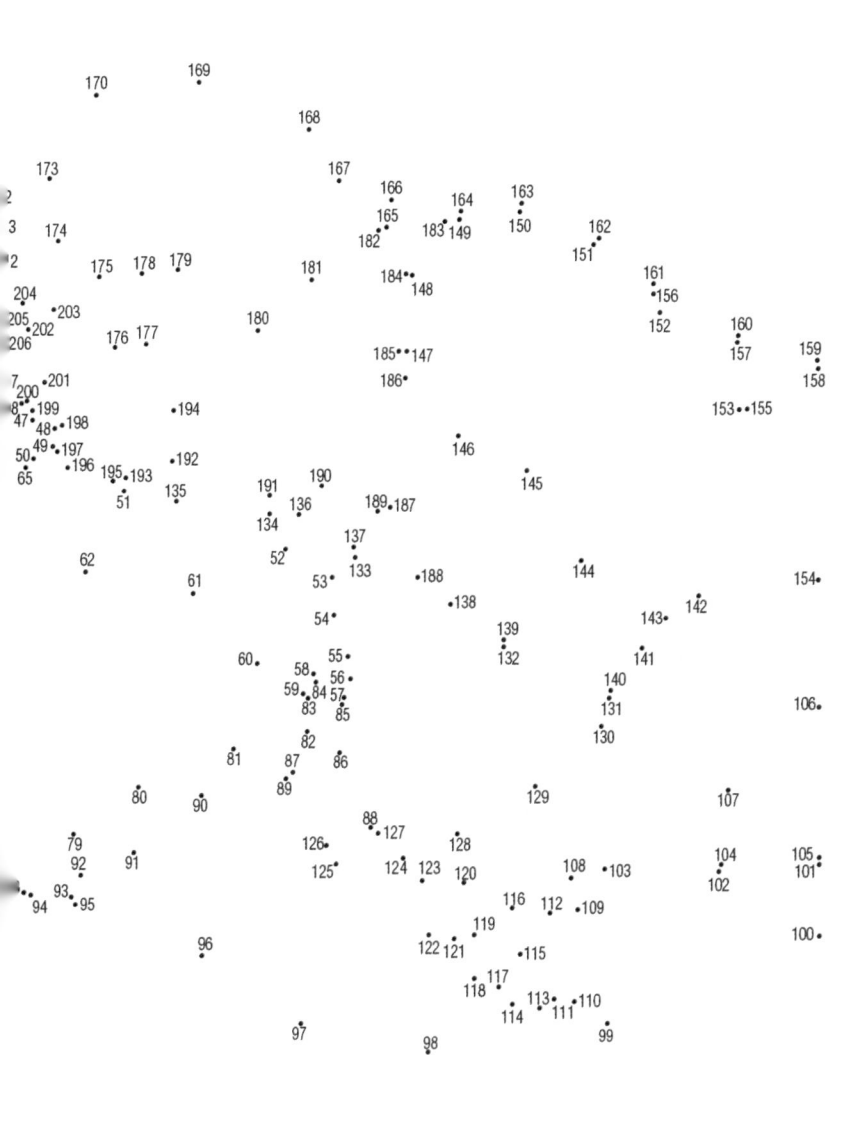

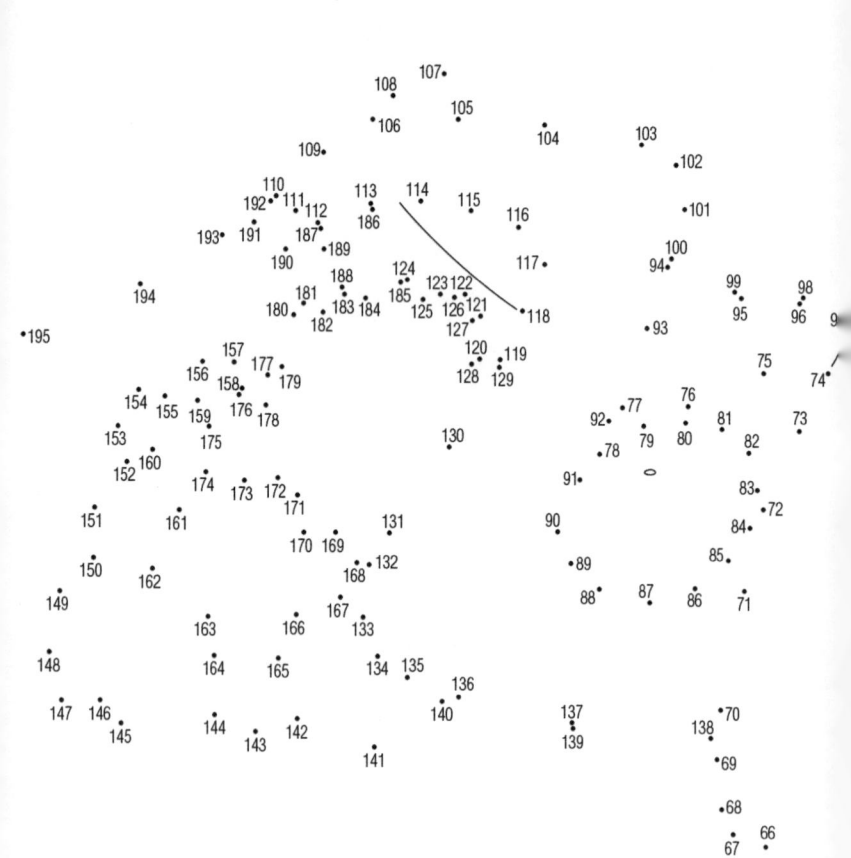

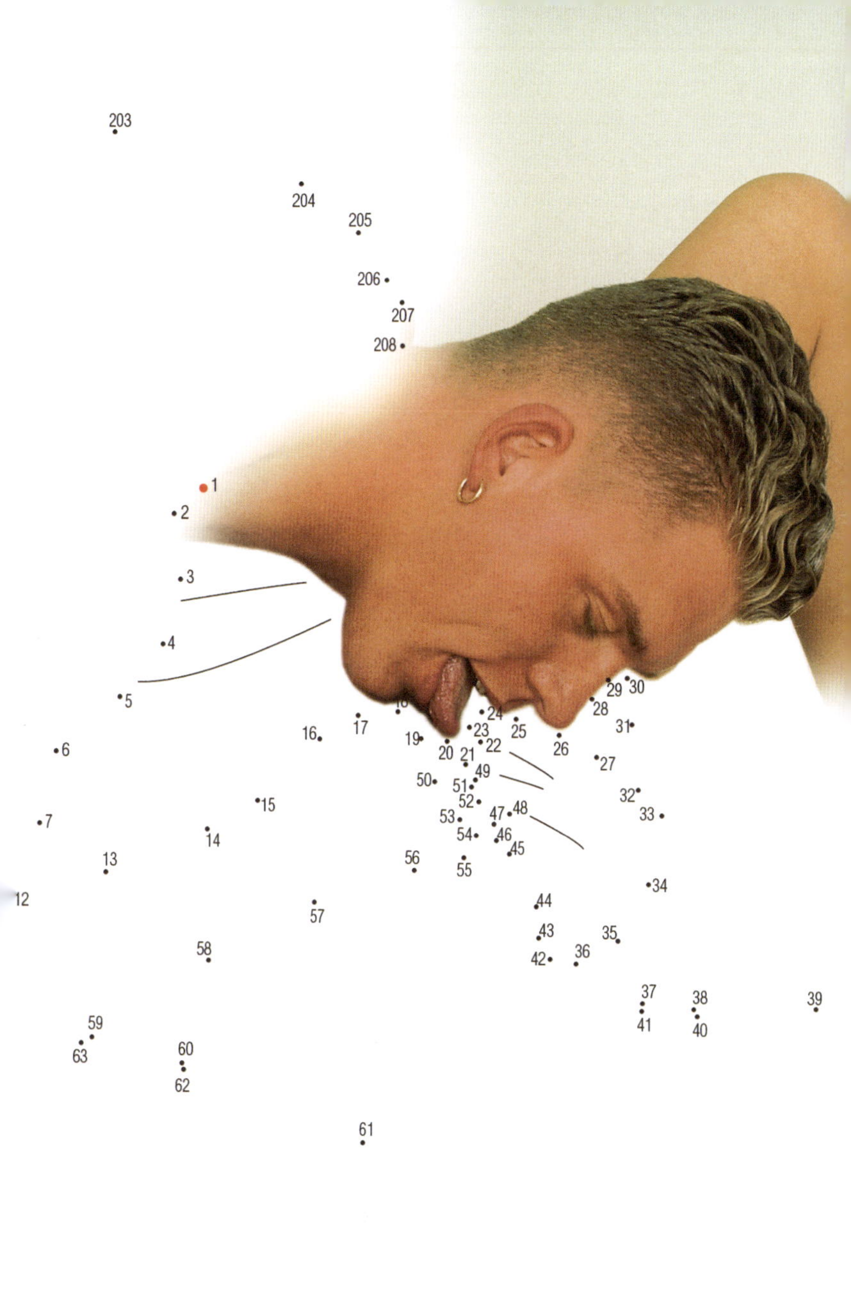
203
204
205
206
207
208
1
2
3
4
5
6
7
12
13
14
15
16
17
19
20
21
22
23
24
25
26
27
28
29
30
31
32
33
34
35
36
37
38
39
40
41
42
43
44
45
46
47
48
49
50
51
52
53
54
55
56
57
58
59
60
61
62
63

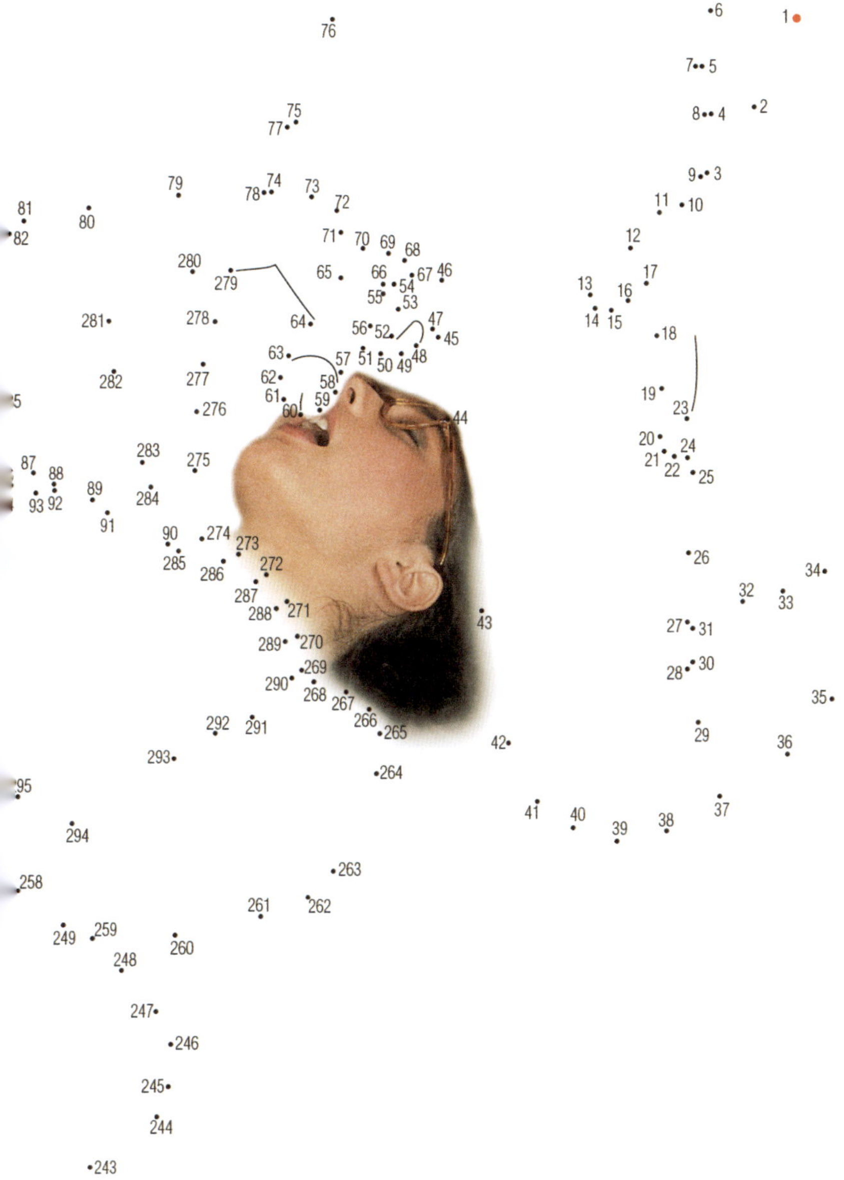

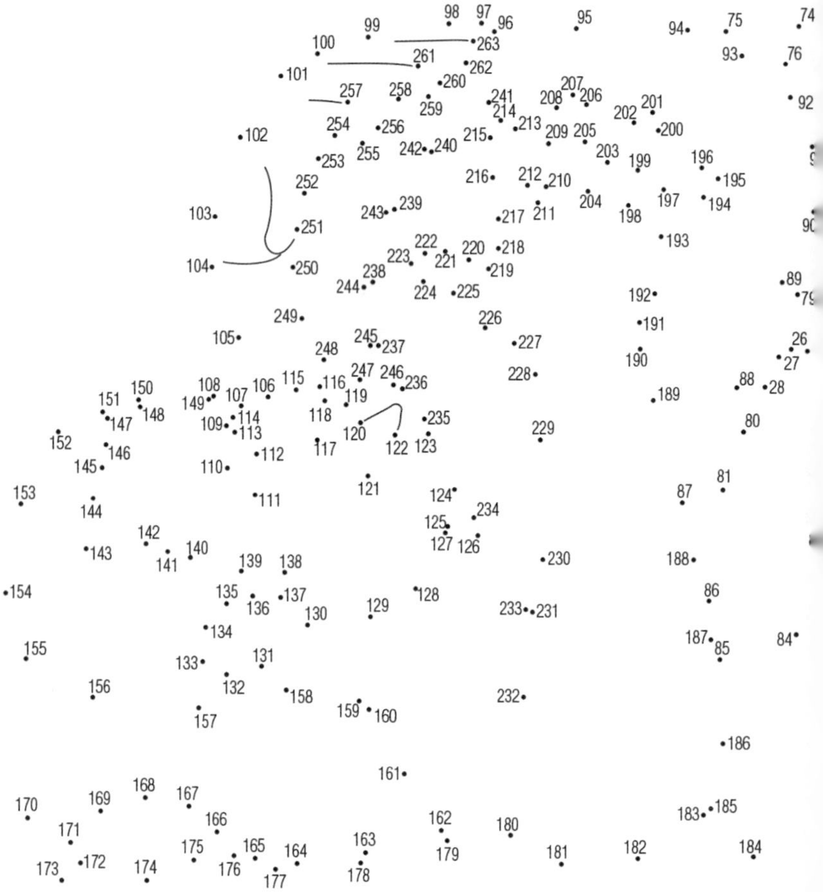

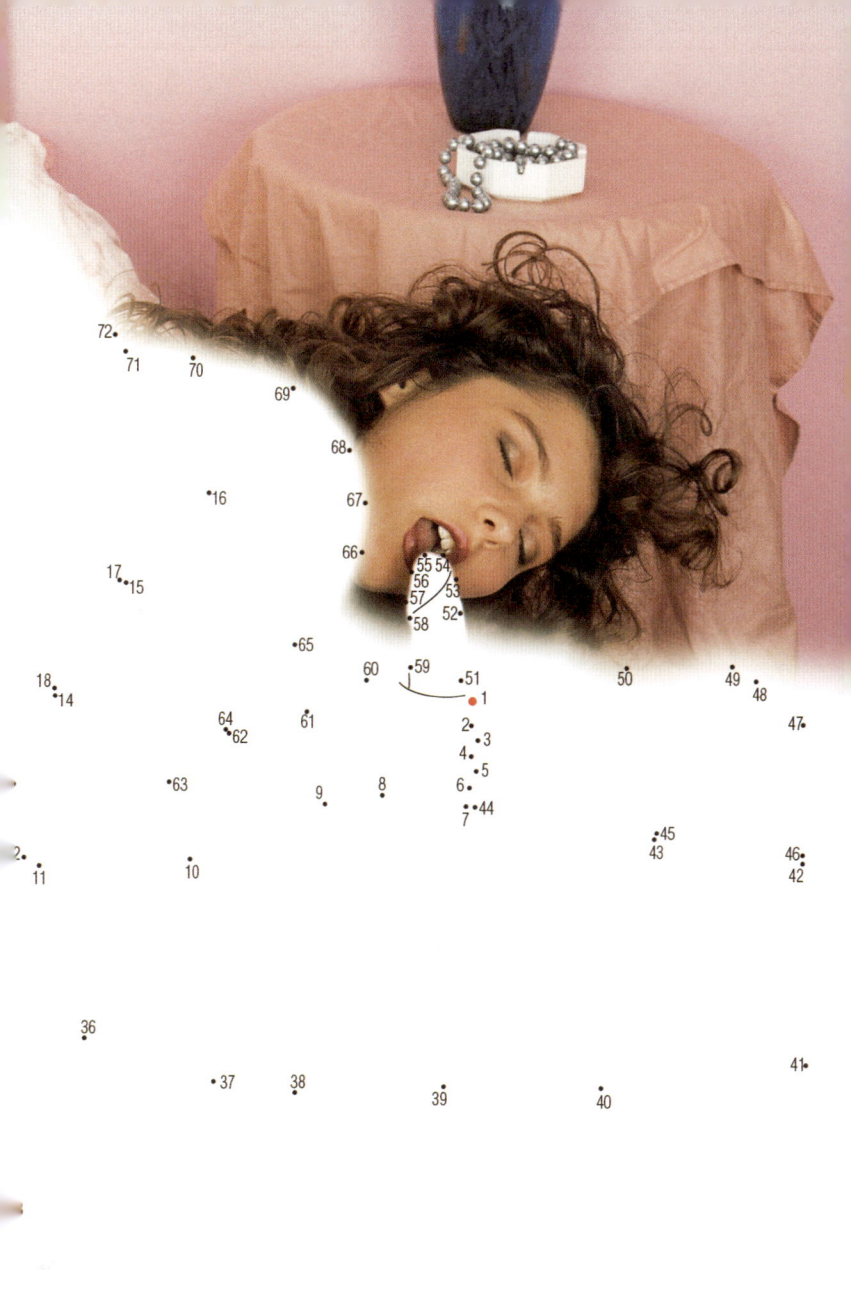

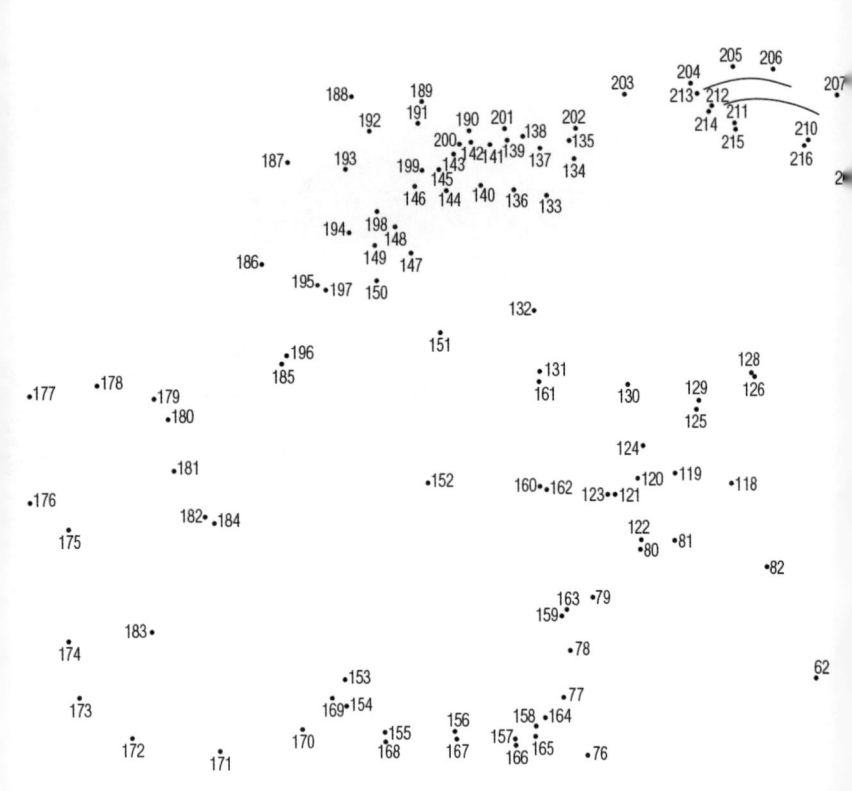

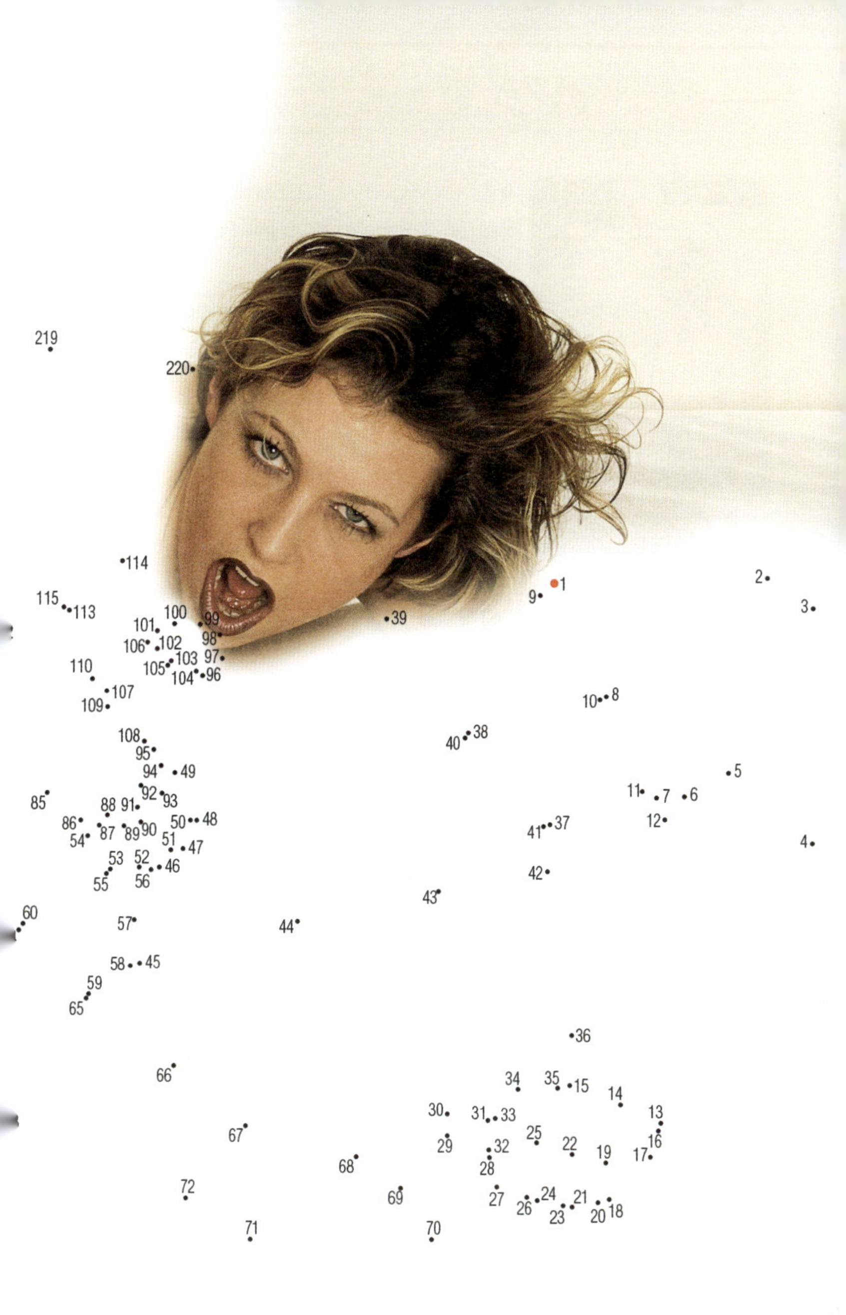

219
220
114
1
2
9
115
113
3
100
99
39
101
98
106
102
103
97
110
105
104
96
107
10
8
109
108
40
38
95
94
49
5
92
93
11
7
6
85
88
91
50
48
12
86
87
89
90
41
37
54
51
47
4
53
52
46
42
55
56
43
60
57
44
58
45
59
65
36
66
34
35
15
14
30
31
33
13
67
25
22
29
32
19
16
17
68
28
72
27
24
21
69
26
23
20
18
71
70

Leitura Recomendada

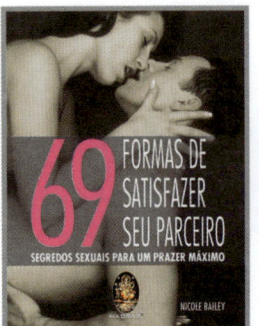

69 Formas de Satisfazer seu Parceiro
Segredos Sexuais para um Prazer Máximo
Nicole Bailey

O livro *69 Formas de Satisfazer seu Parceiro* trata de sensações físicas puras, ousadas e deliciosas, com dicas quentes para apimentar sua vida amorosa e fazer o coração de seu parceiro ou de sua parceira acelerar de desejo.

O Pequeno Livro do Kama Kutra
Ann Summers

O *Kama Sutra* é o manual sexual original, e esta atualização *sexy* lhe contará todos aqueles segredos de que você precisa saber para ter bons momentos na cama (e fora dela!).
Com fotos quentes coloridas para inspirá-lo, *O Pequeno Livro do Kama Sutra*, de Ann Summers, dará à sua vida sexual uma nova dimensão – você verá estrelas!

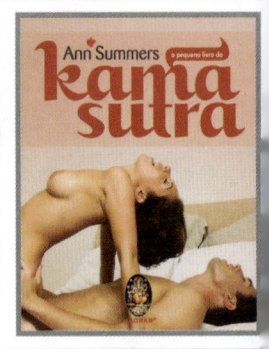

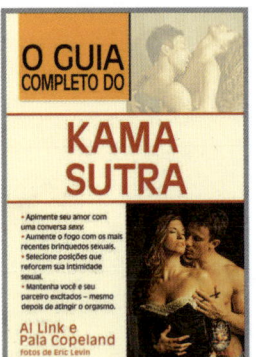

O Guia Completo do Kama Sutra
Al Link e Pala Copeland

Enriqueça sua paixão e seu prazer. Você sabe que a sabedoria eterna do *Kama Sutra* tem atraído casais ao longo da história para adotar os prazeres de posições variadas e preliminares. Mas há mais a ganhar com esse antigo texto que simples instruções... Essa obra investiga profundamente as alegrias sensuais e possibilidades eróticas de amor íntimo, permitindo um sexo mais sublime.